の中の大きな変化に対応していくための十箇条

定外の変化には、「やり方（方法、手段）」レベルで準備するだけでは十分対応できない。レジリエンス（ストレス耐性、心のしなやかさ）を高めるためには、「あり方（考え方、態度）」を整えることが大切である。

きなことに対しても「ありがとう」を伝えていくことが、組織やチームの所属感と貢献感をはぐくみ、エンゲージメント（愛着心、思い入れ、絆(きずな)）を高めることにつながる。

③ コミュニケーションでは、言葉による情報以上に、表情、声、眼差(まなざ)しなどから伝わる部分が多いので、オンライン会議ではしっかりと身ぶり手ぶりで伝える工夫も必要となる。

④ ネガティブな情報こそ正直に共有して、関係者で協力して課題を解決する姿勢がメンバーの信頼感につながる。ふだんから、ミスやトラブルの報告に対しても、正直に報告してくれたことには感謝を伝えよう！

⑤ ささいな問題やミスに対しては、犯人さがしをしたり、細かくジャッジしたりするよりも、「今、仲間とともにできることはなんだろう」という協力的な態度で、目の前の課題に対応するほうが建設的である。

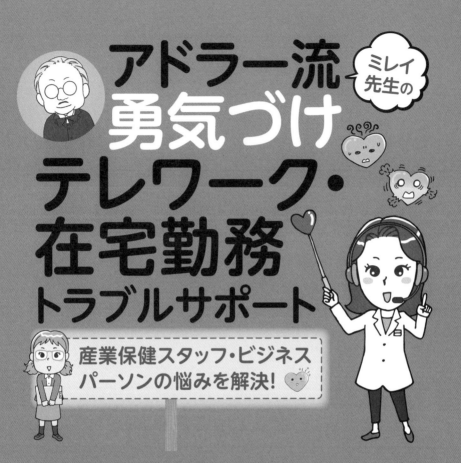

ミレイ先生の
アドラー流勇気づけ
テレワーク・在宅勤務
トラブルサポート

産業保健スタッフ・ビジネスパーソンの悩みを解決!

上谷実礼　ヒューマンハピネス株式会社代表
産業医／アドラー心理学講師

MC メディカ出版

♡ はじめに

　本書を手に取っていただき、ありがとうございます。

　2019年末に発生した新型コロナウイルス感染症（以下、新型コロナ）の世界的な感染拡大をきっかけに、2020年には企業のテレワークや在宅勤務が一気に拡がりました。

　私はふだん、産業医や心理カウンセラーとして活動していますが、最近では、テレワークを長期的に導入していこうとするクライアント企業の求めに応じる形で、メンタルヘルスやコミュニケーション面からのコンサルティングサポートも行っています。

　テレワークが導入されてから起こってきた、ハラスメントなどのコミュニケーション上のトラブル、メンタルヘルス不調などの課題をみていると、どうやら「テレワークが始まったから」という理由だけで発生しているのではなさそうです。

　ほとんどのケースで、企業の組織文化の課題やマネジメントのあり方、コミュニケーションの課題、社員がそこはかとなく抱えているストレスや言葉にできない心のモヤモヤなど、以前から潜在していた課題がたまたまテレワークをきっかけに明るみに出たにすぎないということに気づきました。

　しかし、問題がでてきたということは、よりよい組織をつくっていくための問題を解決するチャンスだとも言えるのです。

　未知の感染症だけでなく、技術革新や気候変動などの影響で、今後も社会や経済の状況はめまぐるしく変化していくことが予想されます。否が応でも、組織も個人も大きな変化に対処していかなければなりません。

本書は、たんに「テレワークを円滑に導入し、運用していくためのノウハウをまとめただけのマニュアル」ではありません。テレワーク導入をきっかけにして、大きな変化が当たり前になってくる社会における会社組織や人材育成のあり方、従業員の心身の健康管理のあり方などを根本から整えたいと考える経営者、部下を持つ管理職、人事担当者、教育担当者、産業保健スタッフ、一人ひとりの働く人たちの道しるべとなることを念頭に置き、書きました。

　本書では、テレワークに前向きに取り組めるような、組織の心理的安全性や、レジリエンス（ストレス耐性、心のしなやかさ）の育て方、コミュニケーションのあり方、1 on 1 ミーティング、ハラスメント対策などについても具体的に言及していて、「テレワークの教科書」的な座右の書となりえると自負しています。

　私たちが幸せを感じながら働いていくためには、所属感（ここは自分の居場所で、周りの人は仲間だなと感じられること）と貢献感（今の自分にできることで仲間の役に立っていると感じられること）が必要です。

　オフィスワークで同じ空間で過ごすことで、「意識しなくてもなんとなく行われていたコミュニケーション」は、テレワークでは通用しません。このような状況で、部下が所属感や貢献感をもてるように意識的にかかわっていくためには、管理職の想いや考えを言語化して伝えるための、ある程度のトレーニングが必要です。

　本書では、部下が所属感と貢献感を感じられるような声掛けの仕方やかかわり方についても具体的に紹介しています。コミュニケーションのトレーニングのためにも、ぜひご活用ください。

　また、今後は会社と個人のあり方も変わっていくかもしれません。

変化に翻弄(ほんろう)されるだけでなく、どんな環境でも自分らしく持ち味を活かしながらリラックスして仕事をしていくためには、「自己受容（ありのままの自分をそのままに受け入れていること）」が大切です。そのためには感情、とくに「ネガティブな感情とどうつき合うか」が重要になってきます。

　日本の教育では、「できない部分にばかり注目してダメ出しをして、指示されたとおりのことを遂行できる、自分を抑えて周囲に合わせる生き方」が求められる傾向にあるので、勇気がくじかれている人がとても多いように感じます。そのため、自分の感情や気持ちがわからないという人が多く見受けられるのです。

　感情はポジティブな感情だけでなく、ネガティブな感情であっても、自分らしい人生をつくっていくための大きなヒントになります。感情に気づけるようになるためのワークにも触れていますので、ぜひ取り組んでみてください。

　新型コロナの影響で、個人も組織も大きな変化を迫られました。大変な状況の中でも、変化によってよくなったことも必ず見つかるはずです。本書を読むことで、「"大変なことが起こった"と感じるような一見ネガティブに感じられる状況は、組織も人も"大きく変わるチャンスなのだ"」と受け止めることができる人がひとりでも増えることにつながれば、筆者としてうれしく思います。

　2020 年 9 月

上谷 実礼

Contents

ミレイ先生の **アドラー流 勇気づけ テレワーク・在宅勤務 トラブルサポート**

本書では、次の登場人物を通して、会話文で疑問や悩みを紹介しながら、具体的にわかりやすく解説しています。

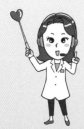

ミレイ先生

本書の著者。経歴17年のベテラン産業医。アドラー心理学のほかにも、傾聴法、ゲシュタルト療法などにも幅広く精通しているメンタルヘルスや心の専門家。働く人の心身の健康をサポートするほか、「働く人に心の学びを」をテーマに研修や勉強会、個人カウンセリングなどを行っている。

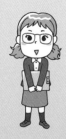

天野すなお
（あまの）

医療機関に勤務する6年目の保健師。明るく素直な性格。登場人物は全員、すなおさんにミレイ先生の勉強会に誘われたことから、心理学やメンタルヘルスをいっしょに学ぶ仲間になった。

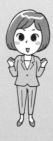

花咲ゆい
（はなさき）

中小規模食品メーカーの総務部の人事担当者。メンタルヘルスの不調に悩んでいる従業員の対応を担当している。入社9年目で、親切で面倒見の良い性格。テレワークによる職場環境の変化にとまどっている。また、テレワーク中に家族から仕事に対する理解を得られずモヤモヤしている。

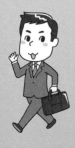

和泉まさと
（いずみ）

中規模化学メーカーの営業部の中間管理職。入社18年目で、おおらかで頼りになる性格。テレワークで対面営業だった働き方が激変したため、自部署のスタッフがなじめているか心配している。

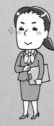

世良さとこ
（せら）

大規模小売業の人事部所属の産業保健師。社内の専門職として頼りにされている。マジメで仕事熱心な性格。テレワークによるメンタルヘルス不調者の増加に心を痛めている。また、テレワーク中の家事と育児の分担で夫の協力が得られずイライラしている。

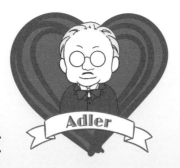

Adler

第1章

変化の多い時代を乗り越えていくのに大切なこと

第1章では、新型コロナウイルス感染症の蔓延(まんえん)をはじめとする変化の多い時代に大切なことや、本書のベースとなるアドラー心理学の「勇気」と「勇気づけ」について説明します。

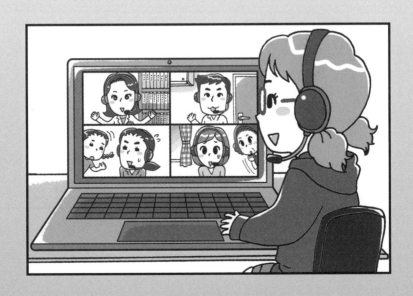

第1章のポイント

①想定外の変化には、「やり方」レベルで準備するだけでは十分に対応できない。

②レジリエンス（ストレス耐性、心のしなやかさ）を高めるためにも「やり方」だけでなく、「あり方」を整えることが大切。

③幸せになるには居場所と仲間が必要。「所属感」とは、ここは自分の居場所で周りの人は仲間だなと感じられること。「貢献感」とは、今の自分にできることで仲間の役に立っていると感じられること。所属感と貢献感がもてないとメンタルヘルス不調に陥りやすくなる。

④「勇気」とは仕事上の課題や対人関係に向き合っていくためのエネルギーのことで、気力・やる気・モチベーションにも似ている。「勇気づけ」とは、自分や他者が所属感と貢献感をもてる、「ここは自分の居場所だな、周りの人は仲間だな」と感じられるようなかかわりのこと。

⑤人間の悩みはすべて対人関係の悩みである。この「対人関係」という言葉には他者との関係だけでなく自分自身との関係も含まれる。

⑥変化にうまく対応できない背景には、他者との関係がうまくつくっていけないこと、自分自身とうまくつき合えていないことがある。

⑦テレワークに関する悩みも、一見、技術や環境の問題が要因であるようでも、すべて対人関係の課題に帰着する。

1 新型コロナウイルス感染拡大後に テレワークを導入してみたけれど

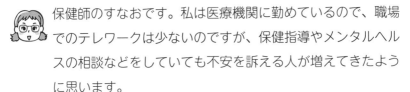

テレワークを始めた会社が一気に増えましたね。それに伴って、私のところには、これまで以上にコミュニケーションやメンタルヘルスの相談がたくさん寄せられるようになりました。皆さんの職場や家庭での様子はいかがですか？

保健師のすなおです。私は医療機関に勤めているので、職場でのテレワークは少ないのですが、保健指導やメンタルヘルスの相談などをしていても不安を訴える人が増えてきたように思います。

食品メーカーの総務部で人事の仕事をしているゆいです。「在宅で仕事ができたら、満員電車のストレスから解放されるのに」と考えていましたが、いざテレワークが始まってみると、環境の変化に戸惑うことが多くあります。

小売業の人事部に所属している産業保健師のさとこです。わが家には2人の子どもがいます。夫婦ともテレワークになり、ふだんより家事や育児の負担が増え、「どうして私ばかり大変なの！」というイライラした気持ちになりました。

わが家も同じような家族構成（プラス、わんこが2匹）なので、さとこさんの大変さはよく理解できます。皆さん、それぞれにテレワークの苦労がありそうですね。

15

化学メーカーの営業部で課長職をしているまさとです。ぼく自身は、わりとうまく適応できたと思っています。日本中の多くの人が、テレワークを体験・共有できたことも、今後の多様な働き方の役に立ちそうです。

大きなストレスなくテレワークに適応できる人は、家族もしっかり協力しているのだろうな。それに比べてわが家は……。

けれども、部下のメンタルヘルスやモチベーションの保ち方に関して、ちょっと困っていることがあります。

私の会社の人事部にも、管理職の皆さんから、同じような相談がありました。私自身のイライラだけでなく、職場のみんなの役に立つ心の整え方を学びたいと思います。

私は家族との関係やテレワークに煮詰まっちゃってるので、家族や職場のことを、もっと前向きに、楽観的に考えられるヒントが知りたいです。

私は、テレワークに伴うコミュニケーションやメンタルヘルスサポートについて知りたいです。恥ずかしながら、リモートで多人数で会話した経験がないので、オンラインでみんなと情報交換ができるようになりたいです。

自身のメンタルヘルスの問題、会社でのコミュニケーションやモチベーション、チーム力の問題、家族との問題などに大きく分かれる印象ですね。どう対応していけばいいのか、これからみんなで考えていきたいと思います。具体的な課題に入る前に、今後も起こりうる「新型コロナウイルス感染症（以下、新型コロナ）の感染拡大のような大きな変化が起こった際の対応」について考えてみましょう。

2 変化の多い時代に求められる「あり方」とは？

①「やり方」だけでは変化に対応できない

　2020年は新型コロナの感染拡大に伴い、日本社会全体が大きな変化に直面しました。いつの時代も未来を予測することは困難ですが、今回の感染症のように、**「想定外の変化に、誰もが巻き込まれる可能性がある」**ということを実感されたのではないでしょうか。

　昭和や平成の時代は、変化に対応するための準備といえば、「方法・やり方レベル」で考えられることが一般的でした。

♡表…変化に対応するための「方法・やり方レベル」の準備の例

組織	● どのような販売戦略を立てるのか。 ● 管理業務（仕入れ管理・在庫管理・販売管理）の連携。
マネジメント	● どのような人事評価制度をつくるのか。 ● 具体的な指導のテクニックをどうするのか。
個人	● 知識や技術を身につける。各種資格を取る。

　これらはすべて、あくまでも「方法・やり方（doing）レベル」での対応です。今日のように変化の多い時代には、どんなに入念な準備をしていても、組織や個人がある日突然、想定外の変化に巻き込まれるおそれがあるということを考えると、「存在・あり方（being）レベル」での備えがより重要になってきます。

**♡図…変化の多い時代には、「やり方」より「あり方」を整えることの
　　　ほうが重要**

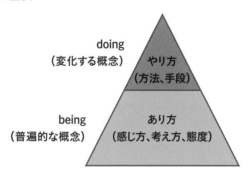

「あり方」は抽象的な目に見えない概念ですが、感情、感覚、感じ方、考え方、心の構え（態度）、信念、人間観、世界観などが含まれます。ここ数年、人材育成分野でレジリエンスという言葉がよく聞かれ、ストレス耐性、心のしなやかさなどさまざまに説明されています。企業や人材育成分野においても、「心のあり方」が注目されてきています。

つまり、「"何をなすか"よりも"どうあるか"」また「"何を教わるか"よりも、"誰から教わるか"」のほうが意味をもつようになってきているのです。

そして、ベースとなる「あり方（being）」が整っているからこそ、「やり方（doing）」の効果があらわれやすいとも言えます。

18

②コミュニケーションに対する意識の変化

チームで緊急事態に対応する際に、どんなにハード面が整っていたとしても、チームを構成するメンバーそれぞれの心の健全度や協力的なチームワークなどのソフト面が整っていなければ、適切な対応はできませんよね。

本音を言うと、新型コロナが流行する前の日常に戻ってほしいという気持ちを捨てきれなかったので、技術面での対応ほど精神面ではスムーズにテレワークに順応できませんでした。

ぼくが所属している営業部もテレワークでずいぶん職場環境が変わってしまったので、今もずっと戸惑っている部下たちがたくさんいます。

以前は、在宅勤務という働き方を許可している組織は少なかったのに、今は広い職種で当たり前にテレワークが可能になり、これからも続いていくんでしょうね。

テレワークはメリットもたくさんありますが、私も本音を言えば……、オンライン会議だとずっとフィルター越しに話しているような気がして、なんだか会話した気がしないんですよね。

働き方もコミュニケーションも新型コロナ以前とは大きく変わったので、皆さんの戸惑いはよくわかります。抱えている悩みや心のモヤモヤを解消するために、まずは本書のベースのひとつとなっているアドラー心理学の勇気づけについて紹介していきたいと思います。

3 アドラー心理学と勇気づけ

①アドラー心理学について

　アドラー心理学の創始者であるアルフレッド・アドラー（1870〜1937年）は、オーストリアのウィーン生まれの精神科医です。現代の臨床心理学の基礎をつくった三大巨頭のひとりとしてフロイト、ユングらと並び称されています。現代アドラー心理学は「個人心理学」ともよばれ、アドラーの後継者たちが体系化したものです。

　精神的に病んだ人々だけでなく、日常生活で抱えるような悩みや対人関係のトラブルを説明する智恵が含まれているのが特徴的です。

　アドラーの理論は、自己啓発のベストセラー『人を動かす』のデール・カーネギー、カウンセリングの父カール・ロジャーズ、交流分析の提唱者エリック・バーンなどさまざまな人物に影響を与えていて、その影響力から、アドラーは「自己啓発の源流」とも言われる存在なのです。

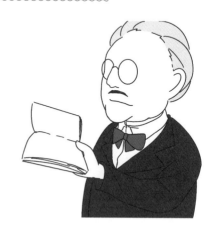

アドラーもこんな時代が来るとは想像もしていなかったでしょう。けれども、**時代は変わっても人間関係をうまく構築していくために大切なコミュニケーションの本質は変わっていません。**

②幸せになるには居場所と仲間が必要

アドラー心理学による人生の究極的な目標は「所属（ここは自分の居場所だなと感じられること、周りの人は仲間だなと感じられること）」です。所属感をもてることは幸せにつながります。

所属感をはぐくむためには、まず周囲の役に立つために行動を起こして貢献する必要があり、このように「自分にできることで周りの役に立てていると感じること」を貢献感といいます。所属感や貢献感がもてると、仕事上の課題や対人関係に向き合っていくためのエネルギーである勇気がわいてきます。

所属感と貢献感がもてないとメンタルヘルス不調に陥りやすくなります。私が面談などで働く世代のメンタルヘルス不調者から話を聞くと、かなりの確率で「会社に居場所がないような気がする」「自分はチームに貢献できていないような気がする」などの発言が出てきます。

所属感と貢献感をもてることが、仕事上の課題や対人関係に向き合っていくためのエネルギーである“勇気”につながると知っておくことは、組織としても、マネジメントとしても、個人としても意味があります。

 勇気づけの声掛け

　周囲が所属感や貢献感をはぐくむための勇気づけには、日頃から「あなたはチームの大切なメンバーである」と伝えることや、「ありがとう」「とても助かっている」「勉強になった」という勇気づけの声掛けが大切です。

 ミレイ先生の勇気づけ

　私が著書でお伝えしている「勇気づけ」は、従来のアドラー心理学だけでなく、ゲシュタルト療法やロジャーズの傾聴法、フォーカシング指向心理療法など他の流派の考えも取り入れてあります。具体的・実践的に明日から役に立つ知識とスキルの形でお伝えしているので、日本のビジネスパーソンにもより理解しやすく実践しやすい内容となっています。

4 すべての課題は対人関係の図式（成り立ち）で考える

①すべての悩みは対人関係の悩み

アドラー心理学では、「人間の悩みはすべて対人関係の悩みであり、私たちが人生で悩むのは勇気を失っているからだ」と考えます。つまり、私たちが人生で向き合うべき、乗り越えるべき課題は、すべて対人関係にまつわるものということになります。

なお、「対人関係」という言葉には、他者との関係だけでなく自分自身との関係も含まれます。

すべての悩みを対人関係の図式で考えると、人生や仕事で起こってくる変化にうまく対応できないのは、次のようなシンプルな背景によります。

- 他者との関係がうまく築いていけないから。
- 自分自身とうまくつき合えていないから。

②テレワークに関連する悩みも、対人関係の悩み

テレワークに関連してたくさんの悩みが聞かれましたが、設備やハード面の悩みも含め、テレワークにかかわる悩みも究極的にはすべて対人関係の悩みと言えます。

えっ、でもテレワークで困っていることは、メンタルに限ったことではなく、IT 関連の技術や知識が足りないことや、オンラインで業務を進めるための環境によるものが原因になっていることが多いのではないですか？

対人関係には関連しない環境などが原因となって生じている悩みなのに、テレワークにかかわる悩みがすべて対人関係によるものだと言い切ってしまっていいのですか？

オンラインでの業務がスムーズに進められるかどうかはネットワーク環境やハードウェアの整備の状況などが大きく関係しますので、一見、対人関係の悩みだとは言えないようにも思えます。けれども、視点を変えてみていくと、テレワークがきっかけになって浮かび上がってきた問題の背景には、こんな原因が存在しているのかもしれません。

- チームに助け合ったり、教え合ったりする空気がない。
- ネットワーク環境の整え方や業務効率をアップさせるためのちょっとしたコツなどを人に聞けない。
- 自宅でのテレワーク環境の整備に際して、家族の理解が得られない。
- IT 関連の技術や知識が足りないことを恥ずかしいと思ったり、わからないことを聞くのは負けだと考えたりして、なかなか周囲の人に助けを求められない。
- 社内のしくみや組織を整えることで、もっと業務の効率化をはかれる余地があるのに、経営層をはじめとして社内の風通しが悪く、アイデアや改善案を言い出しにくい。
- 自分よりもテレワークを行いやすい住環境の同僚を見て、うらやましいと感じ、心にイライラやモヤモヤが生まれる。

このように、テレワークに関連する悩みも、そこに人がかかわっている限り、一見、技術や環境の問題に思えても、すべて対人関係の課題に帰着するのです。

テレワークの悩みは、ネットワーク環境や会社の体制の問題だと思っていたけど、対人関係の問題だったとは！　おもしろくなってきました。

ぼくの部署でも、テレワークだとささいな質問がしにくいと部下が言っています。オフィスワーク中より相手の迷惑になると感じているようなので、対人関係の要素はありそうです。

仲間の様子がみえにくく、コミュニケーションがとれなくなってしまったなら、対人関係の悩みと言えますよね。

以降の章では、テレワークや変化の大きな時代に対応していくための「あり方」と「やり方」について、組織・マネジメント・個人に分けて、くわしく説明していきます。

感情には目的がある

　アドラー心理学では、「感情には目的があり、行動を起こすための原動力である」と考えます。

　たとえば、新型コロナで多くの人が感じている**不安や恐怖には、「危機から逃れるための行動を促す目的」**があります。不安は、「感染を防ぐために注意を喚起することが目的」で、不安を感じるからこそ、感染対策に真剣に取り組むという行動につながります。恐怖は、「実際に罹患し、症状を自覚した場合に、命の危険を感じさせること」につながり、その場での緊急の対応を迫るものです。

　感情が発動しなかったら、集団感染が多発したり、罹患後に症状を放置して手遅れになったりするかもしれません。このように**ネガティブな感情であっても身を守るために必要不可欠であると言えます。**

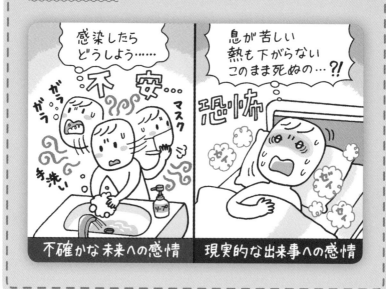

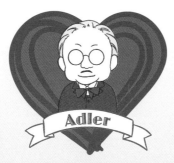

Adler

第2章

テレワークと1 on 1ミーティング
を導入していくための組織の
「あり方」と「やり方」

第2章では、テレワークに対応するために組織に必要な心理的安全性とチームメンバーのエンゲージメントを高める1 on 1ミーティングについて説明します。

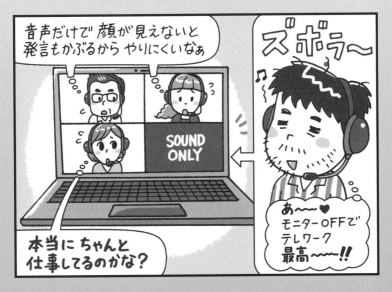

第2章のポイント

①緊急時や不測の事態に対応するには、ふだんから組織の「心理的安全性」をはぐくむことが大切。

②心理的安全性は、組織に属する・かかわる人々が「ここは、攻撃や否定をされない安心・安全な場所だと感じられる」「正直な自分自身でいられると感じられ、安心して本来の自分をさらけ出せる」「誰もが平等に、自由に意見が言える」という状態。

③心理的安全性が確保されていない組織では、メンバーが不都合な事実を隠したり、ウソをついたりするようになる。

④心理的安全性が感じられると、メンバーは組織への所属感と貢献感をもてるようになり、「勇気」がわいてくる。その結果、主体的で意欲的な行動が増え、周囲のメンバーに対する信頼感と仲間意識が芽生えてくるので、組織としてのパフォーマンスの向上につながる。

⑤1 on 1ミーティングは部下の経験学習を支援し、中・長期的な成長を支援する目的で行い、チームの心理的安全性とメンバーのエンゲージメントを高めるために役立つ。

⑥テレワークのスムーズな運用には、オンライン会議やコミュニケーションの方法などのルールを設定することが望ましい。

⑦テレワークでは「仕事が見えにくいので、部下を評価しにくい」と感じるのは、上司と部下の間で仕事の成果について目標の一致ができていないことが原因。

⑧オンライン会議などについてルールを決めるときは、マナーにこだわるのではなく、対面よりも少ない情報量をカバーし、参加メンバーが安心・安全を感じられるような視点で考え、話し合う。

1 テレワークに対応するために、組織はどうあればよいのか？

　新型コロナウイルス感染症（以下、新型コロナ）の対応として、テレワークを導入した組織で発生した課題をみていると、たまたまテレワークをきっかけに表出してきた「新型コロナ以前から水面下でくすぶっていた課題」も少なくありません。

①ふだんから心理的安全性を築くことが重要

　今回の新型コロナ対応のような緊急時やテレワーク導入などのように組織で大きな変化があるときには、ふだんよりもさらに組織の心理的安全性が重要になります。

Keyword

心理的安全性

　心理的安全性（psychological safety）は、組織（職場やコミュニティなど）に属する・かかわる人々が「ここは、攻撃や否定をされない安心・安全な場所だと感じられる」「正直な自分自身でいられると感じられ、安心して本来の自分をさらけ出せる」「だれもが平等に、自由に意見が言える」という状態であることです。世界的に有名な IT 企業 Google における調査で、「チームの高い業績にもっとも大きく影響を与える因子は心理的安全性であった」と報告されて以来、人事分野・人材育成分野でここ数年取り上げられることが増えています。

じっくり時間をかけて心理的安全性が築き上げられた組織では、何か問題が起こったときに、解決のためのアイデアが生まれやすく、解決に向けた前向きな行動にも結びつきやすくなります。

♡表…組織における心理的安全性確保の有無による行動の違い

不安・恐れ・緊張が蔓延する組織	● 報告・連絡・相談の遅れ、不都合な事実を隠す・ウソをつく。 ● 人のせいにする、言い訳が増える（責任回避の姿勢や態度）。 ● 実行力・行動力に乏しく、受動的で自主性に欠ける態度。 ● ミスが増える。
心理的安全性が十分に築かれている組織	● 素早く報告・連絡・相談し、不都合であっても事実を伝える。 ● 業務や役割に責任をもつ、問題解決へと意識が向く。 ● 実行力・行動力があり、自主的で意欲的な態度。 ● ミスが減り、他者のミスも進んでカバーする態度。

 心理的安全性が確保されていない組織で、ネガティブな事実を隠してしまうことは、コロナ対策でも重要な事柄になりますね。とくに医療機関では、感染を疑うような体調不良があっても、重症化しない限り事実を隠してしまいそうです。

 新しい制度やしくみづくりなどに対応していく中では、どんなに念入りに準備をしても、トラブルなどが起こってしまうことがよくあります。

 ささいな問題やミスをいちいち非難するような体質の組織だと、新しい取り組みなどにはチャレンジしにくいです。

 そんな雰囲気で「組織のために、自分のできることをやっていこう」と気持ちよく取り組むことは難しいでしょう。

♥ ミスやトラブルを責めていると不都合な事実を隠してしまう

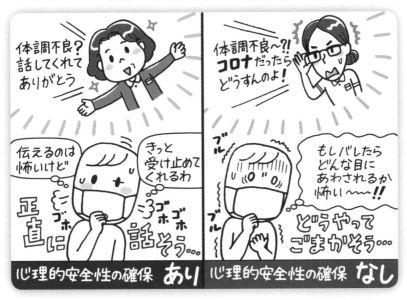

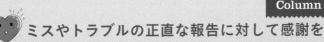

Column

♥ ミスやトラブルの正直な報告に対して感謝を伝える

　ミスやトラブルから学ぶこと、業務の改善につながることなどは多くあります。ふだんから「起こってしまったミスやトラブルなどを正直に報告したり、正直な気持ちを伝えたりすること」はチームにとっても貢献することになると受け止め、**正直であろうとするメンバーに対して「言いにくいことをよく報告してくれたね、ありがとう」と感謝を伝え合えるような空気の組織であることは、緊急時や大きな変化が起こるときの備えに**もなります。

②心理的安全性が感じられるとパフォーマンスが向上する

　心理的安全性が感じられると、人は組織への所属感や貢献感をもてるようになり、仕事上の課題や対人関係に向き合っていくためのエネルギーである「勇気」がわいてきます。また、周囲のメンバーに対する信頼感と仲間意識も芽生えてくるため、協力して課題を解決していこうとする結束力が強まります。その結果、組織としてのパフォーマンスの向上にもつながっていきます。

♡表…心理的安全性が感じられる組織に生まれる効果

思っていることを気兼ねなく表現できる	● 健全な話し合いができる。 ● 率直に自分の意見を言っても、対人関係が悪化するなどの心配がない。
本来（ありのまま）の自分でいられる	● リラックスしていられるので、気持ちが楽でメンタルヘルス不調になりにくい。 ● 自分らしくいられるため、個性がより発揮され、パフォーマンスが向上する。
他者への配慮・思いやりの気持ちが生まれる	● 周囲の人を思いやる気持ちが自然と生まれ、協力し合う関係が構築される。 ● 自ずと信頼関係が深まり、結束力が高まる。

③不信・不安・不満を生まないための情報開示

　人は、基本的には自分で決めたことにしか主体的に取り組めないので、「他人が決めた納得できない、意義がよくわからない規則」を提示されても、やらされ感が強くなり、素直に規則を守ろうという気持ちは生まれにくいものです。

心理的安全性を感じられない組織のまま、「やり方」だけを
導入すると、やたらルールが増える可能性が高いのです。

 ルールやマニュアルにガチガチに縛られた状態で、テレワークを導入したら、全然「自分の居場所」が感じられず、ずっと監視されているような感じがして、心を病みそうです。

Column

 組織のメンバーに情報を開示する大切さ

制度やルールが、どのような意図やプロセスで生まれたのか、などについて開示しようとする組織のあり方は大きな変化に柔軟に対応していくことに役立ちます。テレワークの導入に限りませんが、**組織のメンバーのパフォーマンスが落ちたり、メンタルヘルスが悪化したりする背景には、組織に対する不信・不安・不満が存在しています。**

経営に関する情報を何でもすべてのメンバーに開示することは現実的ではありませんし、情報のコントロールは組織運営における要(かなめ)だと考える経営者は珍しくありませんが、**行き過ぎた秘密主義は組織に対する不信感を生みます。**

トラブルがきっかけでメンバーの心が離れていくか、あるいは組織の結束力が高まるのかは、メンバーへの情報開示がカギになることが多いのです。組織（経営者）が「メンバーを大切にして信頼しているか、ウソをついていないか」は、日頃の経営者の態度や言動から、容易にメンバーに伝わってしまいます。

経営者が「（伝えることが可能な）情報や取り組みの進捗(しんちょく)状況などを、正直に開示する姿勢をもつこと」がメンバーの「仲間を信頼して、自分にできる協力をしていこう」と思う気持ちをはぐくみます。

♥メンバーへの情報開示がトラブルを乗り切るカギになる

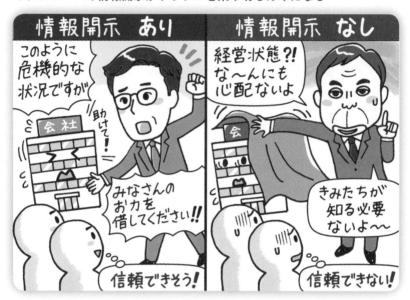

 情報が少ないネガティブな出来事は、どんどん悪い方向に考えてしまうメンバーもいるので、うわさや憶測が飛び交う前に、可能な範囲だけでも情報を明らかにしてほしいと思います。

 大切なことは、ポジティブな情報だけでなく、ネガティブな情報もできるかぎり開示するということです。悪いことを隠したくなる気持ちはわかりますが、組織でも個人でもネガティブな情報こそ正直に共有して、関係者で協力して解決する姿勢がメンバーの信頼感につながります。

 ネガティブな情報を正直に伝えることは勇気が必要でしょうが、組織においては大切だということが理解できました。

2 チームメンバーのエンゲージメントを高める「1 on 1 ミーティング」

テレワークによる業務が増えると、オフィスや上司との物理的な距離ができてしまうので、チームや組織に対するエンゲージメント（愛着心・思い入れ・絆）が希薄になりがちです。チームメンバーのエンゲージメントを育てていくためには、オフィスワークだけの環境に比べてコミュニケーションのしかたを工夫する必要がでてきます。

①部下のための定期面談を工夫する

ここ数年、注目を集めている「1 on 1 ミーティング（以下、1 on 1）」という方法をご存じでしょうか。オンラインで行うことも可能であり、チームのメンバーのエンゲージメントを高めるためにぜひ始めてみてほしい取り組みです。

Keyword

1 on 1 ミーティングとは

1 on 1 ミーティングは、シリコンバレーを中心に米国で取り組みが進んでいる人材育成の手法です。**通常の人事考課面談とは異なり、チーム内の心理的安全性を高めたり、部下との関係の質を向上させたりする目的で行われる「評価のためではない、部下のための対話の時間」**です。部下が自分だけでは解決できずに悩んでしまうことでも、定期的な面談を通して、部下が自分の課題に気づき、目標を設定したり、キャリアビジョンを描いたりできるように、上司が支援するのです。

上司と部下の対話の時間を、業務予定の中に**「定期的な面談として設定する」**ことで、テレワーク環境でもコミュニケーションの量と質を保つことができます。

♡表…本書で紹介する 1 on 1 ミーティングの概要

他の面談との違い	● 1 対 1 の対等な「ヨコの関係」で行う、上司が部下の成長を促すための面談 ⇒上司が部下に対して一方向的に「タテの関係」で行う評価面談とは異なる。 ⇒日々の業務報告などとは異なり、面談の内容は業務と直接関係がないことでもよい。
対　象	● 直属の上司と部下、エルダー（業務上の支援を行う先輩社員）と新入社員など
頻度と時間	● 1 〜 2 週間に 1 回（あるいは月 1 回）、1 回あたり 30 分〜 1 時間 ⇒年に数回の評価面談とは異なり、リアルタイムに近いフィードバックが可能。
目的と効果	● 上司と部下が定期的に 1 対 1 の対話を行うことで、部下との関係の質が向上する。 ⇒上司と部下の信頼性を高め、コミュニケーションを円滑にする。 ⇒面談を通して、上司の人柄や価値観を部下に知ってもらうことで、業務上の上司の言動、判断や指示の意図が伝わりやすくなる。 ⇒チーム内の心理的安全性を高め、確立していく。また、チームや組織に対するエンゲージメント（愛着心・思い入れ・絆）を形成する。 ⇒定期的に面談を行うことで、チーム内や社内で起こっているトラブルや問題の兆しにいち早く気づき、対応できる可能性が高まる。 ● 部下の「気づき」や「内省（自分の考えや欲望や行動を省みる）」を支援する。 ⇒部下が業務を振り返る環境を築くことで、部下の経験学習を促進する。 ⇒部下が自分の意見や感じていることを自由に話すトレーニングにもなる。 ● 中・長期的な部下の成長を支援する。 ⇒部下が自分らしさや持ち味を発揮しながら組織に貢献できるようになり、その結果、組織としてのパフォーマンスも向上する。

②「ヨコの関係」で信頼関係を構築する

　1 on 1における上司の役割は、部下を指導・管理・評価することではありません。成長していくのはあくまでも部下本人であり、上司の役割は「気づき」や「内省（自分の考えや欲望や行動を省みる）」を支援することであると心得てください。

　そして支援をするためには、上司と部下の役割は違うものの、人として対等な立場で「ヨコの関係」を構築することが大切です。

♡表…面談における「タテの関係」「ヨコの関係」

タテの関係	ヨコの関係
● すべて上司から部下への一方向で、指示、命令、指導、アドバイスをする。 ● 人事考課面談やOJT（実務を通して行う現場研修）など評価や教育が目的で面談を行う。 ● 到達すべき目標を与える。 ● 結果を評価・ジャッジする。	● 上司と部下が対等な立場で、気づきの共有や内省をするための支援を行う。 ● 自主的な行動を促す問い掛けやかかわり方をし、本人から答えが出るまで待つ。 ● 結果から学び取り、部下が自ら目標設定ができるようにプロセスを支援する。 ● 部下へのかかわりを通して上司自身も経験学習でき、双方向の学びが生まれる。

　ヨコの関係は、部下の中から自主的に答えが出てくるのを待ち、自分自身で内省が進むように部下の支援を行うことが上司の役割であり、一方的な評価はしません。

　また、部下が抱える課題が上司自身も経験したことがない種類のものである場合でも、部下の経験を通して上司自身も成長させてもらっていると考えられるようなヨコの関係であれば、一方的に上司が部下に教えるのではなく、互いに成長していくことができます。

勇気づけにつながる、部下との信頼関係の構築に効果的な上司の
かかわりについては、第3章でも詳述します。

 　1 on 1 の必要性は理解できますが、上司も部下も「めんど
うくさい」「時間がない」などと考えてしまいそうです。

 　1 on 1 を通して上司の人柄や価値観を部下に知ってもらう
ことは、上司の言動や業務上の判断の意図を理解してもらう
ことにも役立つので、上司にもメリットになります。

 　部下のためだけの面談だと思い込んでいましたが、部下の成
長は上司のやり甲斐にもつながっていきますね！　挑戦して
みたくなってきました。

 　1 on 1 の意義や良さは実際に体験してみないとわからない
ので、考えすぎずにまずはスタートしてみるといいでしょう。
ただし、単なる雑談にならないためには、最初に 1 on 1 が
目指していることや目的を共有しておくことが大切です。

③面談で大切な「目的の共有」

　とくに注意してほしいのは、1 on 1 は、「上司と部下が目的を理
解・共有していないとうまく機能しない」ということです。

　もしも、面談を始めてみて、単なる業務連絡や業務上の相談になっ
てしまったり、ただの雑談になってしまったりするなど、うまくい
かないときには、「目的」(p.36、表参照)を折に触れて確認する
ことが必要です。

　仮に部下が目的を理解していないとしたら、部下の理解力に問題
があるのではなく、上司の伝え方の問題です。

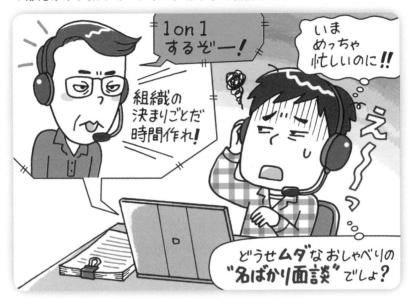

④部下がリラックスできる雰囲気づくり

　一歩間違えば、密室での個別面談は、ハラスメント、圧迫感を与える面談になることがあります。どんなに目的をしっかり共有したとしても、１対１で上司と話すと緊張するものなので、<u>１ on１が機能するためには、部下ができるだけリラックスして面談に臨めるような雰囲気づくりが重要です</u>。

　人は緊張しているときよりも、リラックスしているときによいアイデアがわきますし、前向きな考えができるようになります。

　オンライン会議が一般的になって、自宅の様子を見せたくないときなどに、バーチャルな画像などを、ビデオの背景に利用する人も

増えてきました。ユニークな背景に、場の雰囲気が和むこともあるので、部下がリラックスできる雰囲気づくりにも役立つと思います。

バーチャル（仮想）背景の落とし穴

　バーチャル背景は動いたときに体の一部が消えて見えたり、背景の明度が強くなったりすることがありますので、真剣な相談や深刻な内容の場合は、使用は控えたほうがよいでしょう。**とくに、背景の明度が強くなることで、人物の表情が読み取りづらくなるので、私がオンラインでカウンセリングを行う際にも、バーチャル背景は避けてもらうようにお願いしています。**

　これからオンラインでの会議や面談は増えることが予想されます。この機会に、最低限、画面に映り込む部分だけでも部屋を整えてみてはいかがでしょうか。背景は、シンプルに壁やドア、クローゼットなどでも問題ありません。

どんなに配慮してもらっても、苦手な上司や相性が悪い上司と定期的に面談するのは気が重いです。

上司のあり方が大切ですが、ベースとなる信頼やヨコの関係があれば、定期的に対話を行うことで、苦手な上司でも関係はよくなっていきます。3章と5章の内容も参考にしてください。

3 テレワークの基本的なルールを整備する

　特別に意識しなくても、チームのメンバー同士が顔を合わせるオフィスワークとテレワークでは、求められる働き方やコミュニケーションに当然違いが生まれてきます。

①就業規則の整備

　就業規則などにおいて、テレワーク規程などの基本的な環境の整備は当然、必要でしょう。このときに重要なことは「情報開示」です（p.32参照）。

　規則やルールの成立過程すべてにかかわることができなかったとしても、成立していくプロセスが開示され、納得のいく内容であれば、自分で「ルールを守ろう」と決めることができます。

　組織の規模にもよりますが、何かルールや決まりごとをつくるときには、関係するメンバーができるだけ意思決定にかかわったという気持ちをもてるように配慮すると、ルールがきちんと守られる確率が上がります。

②労働環境に関するルール

　まだ始まってから歴史の浅いテレワークに関するルールを最初から完璧につくることは難しいでしょう。運用していくうちに、思いがけない課題が出てくるはずです。

たとえば、組織のパソコンの持ち帰りのルール、Wi-Fi や IT 機器の自宅での設備費用、光熱費の負担はどうするのかなど、絶対といえる正解がないことばかりです。

まずは臨機応変に見直すことを前提にスタートしてみましょう。繰り返しになりますが、ルール策定までの透明性が重要です。

 まずは試験的に運用を始めてから「ここはしっかりと決まりをつくったほうがいいな」と思えるようなことが出てきたときも、組織のベースに心理的安全性があると、メンバーから必要な意見やアイデアが出やすくなります。

 そうやって世の中に、テレワークに関する知見がどんどん蓄積されて、新しい働き方として確立していくんですね。知恵を出し合って、働きやすい環境をつくっていけるように、僕も組織の一員としてしっかり考えたいと思います。

 私は医療機関に勤めているので在宅勤務はしていませんが、テレワークが浸透していったら、診察や保健指導などにももっと拡がっていきそうでワクワクします。

③評価についてのルール

テレワークが本格的に運用されるようになると、人事評価をどうするかという課題が出てきます。私がテレワーク導入のコンサルティングでかかわっている組織では、次のような意見がありました。

♡表…テレワークにおける上司や部下がかかわりで感じる不安

部下へのかかわりで上司が感じる不安	● 周囲の目がないと仕事をサボる。仕事の生産性が下がる。 ● 仕事をしている姿が見えないので、部下の評価に困る。 ● コミュニケーションがとりづらく、報告・連絡・相談がおろそかになる。 ● 部下が困っているときに適切に支援できない。 ● チーム内の相互的な人間関係がみえにくい。 ● サービス残業が起こりやすくなる。 ● 部下からどう思われているのか把握しにくい。 ● 様子がわかりにくく、心身の健康状態が把握しにくい。
部下の立場からみた不安	● 時間管理や勤務態度を自己管理することが難しい。 ● 環境的にオフィスワークよりも生産性が下がる。 ● 上司やチームのメンバーからサボっていると思われそう。 ● 相談がしづらい。メンバーの仕事がみえない。 ● 残業申請がしにくい。 ● 納得のいく評価をしてもらうことが難しいと感じる。 ● 仕事をしている姿をアピールできない。 ● 成果のみえにくい業務だと、評価が低くなりそう。 ● 仕事が立て込んで大変そうな様子をアピールできない。

どの組織でも似たような声があがっていると思いますが、上司と部下のいずれの立場でも「テレワークの評価」について問題意識をもっていることは間違いないでしょう。

オンラインだと、「忙しいので手を貸してほしい」などの状況を雰囲気で周囲にアピールできないので、ハッキリ断らずにいたら、やたらと仕事が増えてきて大変でした。

他の人からサボっていると思われている気がして不安だったのは、自分だけじゃないとわかって安心しました。

第2章　テレワークと1on1ミーティングを導入していくための組織の「あり方」と「やり方」

43

サボっていると思われるなど、姿が見えずに互いに不安になるのは、上司と部下の間で、仕事の成果についてよく話し合われていないためです（「目標の一致（p.81 参照）」）。

テレワークを長期的に継続して、なおかつ成果を上げていくには、どういうことを大切に考えればよいでしょうか。

マネジメントをする側が仕事のやり方にばかりこだわって、働いている部下の様子を監視することに注力するのではなく、最終的に部下が自分で考えて自分なりのやり方で成果が出せるように支援することが大切です。

Column

大変だと感じるときは、大きく変わるチャンス！

　新しい制度をつくるのは大変ですが、大変さを感じるときは大きく変わるチャンスでもあります。テレワーク導入をきっかけに、「全社的な評価制度をどうしていくのか」「そもそも成果とはなんなのか」「成果をどのように管理・評価していくのか」「成果を適切に管理・評価できる管理職をどのように育成するのか」などの観点から**オープンな議論をしていくことは心理的安全性が確保された組織をつくるための礎になるでしょう。**

---

④オンライン会議に関するルール（ビデオ編）

　コミュニケーションに関して、非言語領域の情報は大きな割合を占めます。テレワークでのコミュニケーションは、対面のときとは受け取る情報が異なります。

♡表…コミュニケーションの手段によって受け取る情報の違い

対面	視覚情報、聴覚情報、言語情報、触覚情報（握手など）、熱量（エネルギーや気）
映像＋音声	視覚情報、聴覚情報、言語情報
音声	聴覚情報、言語情報
文字のみ	言語情報

ある会社でオンライン会議の際に、若手社員がビデオ機能をONにせずに（姿を表示せずに）会議に参加しました。上司が会議後に「次からはビデオ機能をONにするように」と注意したところ、若手社員は「そんな決まりでもあるのですか？」と逆に質問したそうです。上司は「参加者全員がビデオ機能をONにしているのに、最近の若いもんは！」とボヤいていましたが、皆さんならこのような場合、どう対応されますか。

顔が見えずに発言もないと、出席していないのと同じ気がするので、私もビデオをONにしない人は気になります。

僕も「会議は互いの顔が見えたほうがスムーズに進行するので、ビデオ機能はONにしてほしい」と伝えると思います。

人は相手の表情を読み取ることで安心感を得ます。相手の顔が見えないと不安な気持ちにもなりますよね。しかし、「全員ビデオ機能をONにしているから」という「空気読め」的な暗黙のルールを押しつけるよりも、表に示したコミュニケーションの手段によって受け取る情報の違いを前提に、「業務としてのオンライン会議の際はビデオ機能をONにする」というルールを明確に定めるほうが私はいいと考えています。

Keyword

メラビアンの法則における 3 つの要素

　アメリカの心理学者アルバート・メラビアンの実験によると、人がコミュニケーションで重視する割合は以下の通りとなり、印象を形づくるときに何がどの程度影響しているかをあらわした法則を「メラビアンの法則」といいます。コミュニケーションにおいて、**言葉によって与えられる情報以上に、相手の声の調子や見た目に影響される**ことがわかります。

- 言葉そのものによって伝えられる情報：7％
- 声の高さ・大きさ・速さなどの音声情報で伝わる情報：38％
- 表情や身ぶり・手ぶり・雰囲気などで伝わる情報：55％

♥言語情報以上に、相手の声の調子や見た目に影響される

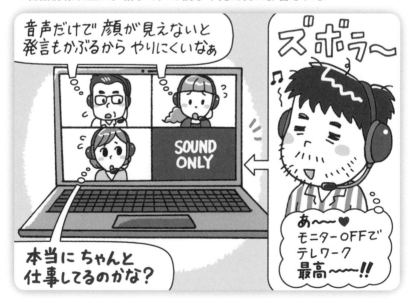

46

オフィスでの面談の際に、顔を見せないで話すことはありえませんよね。**オンラインでの限られた情報の中でコミュニケーションをとっていくためには相手の顔色や表情がわかることは非常に重要になります。**

また、オンラインの場合は対面よりも発言のタイミングが難しく、他の人の発言と重複しないようにするためにも表情が見えたほうが発言のタイミングをはかりやすいのです。また、場合によってはメンタルヘルス不調の徴候がわかることもあります。

Keyword

ポリヴェーガル理論（多重迷走神経理論）

　ここ数年、カウンセリングやセラピーの現場で注目を集めている考えに「ポリヴェーガル理論」があります。迷走神経とは脳神経の一種であり（全部で12本ある脳神経のうちの10番目）、交感神経とともに自律神経とよばれる副交感神経のうちの80％を占めます。**ポリヴェーガル理論では「安全である」と感じることが、人の社会行動や心拍・血圧・呼吸などの生理学的状態に重要な影響を及ぼすと説明しています。**

　また、人が安全であると感じたり他者に安全であると伝えたりするために、表情や声の調子（抑揚やリズム）、眼差し、頭部の回転や傾き具合などの信号が大きな役割を果たしていることがわかっています。ひとつの国の中で複数の言語が使われている海外の国などでは、言葉が通じなくても「自分はあなたに危害を加えませんよ」という意味のメッセージを伝えるために、大げさに顔の表情をつくったり、意識的に笑顔をつくったりすると言われていますが、これもポリヴェーガル理論の考えによると理にかなった行動だと言えます。

♥表情、声、眼差しなどで、他者に安心感を伝える

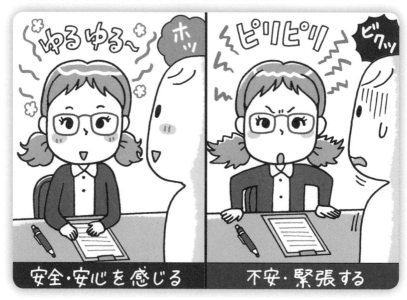

　つまり、メラビアンの法則やポリヴェーガル理論を考慮すると、どのコミュニケーション手段を選択するのか、またオンライン会議の際にビデオ機能をONにするかどうかなどは、「単なる礼儀の問題ではなく、他者に安心感を与えられるかどうか、仲間だと思ってもらえるかどうかなど、非常に重要な意味をもつのだ」ということをぜひ知っておいてほしいと思います。

　このように、コミュニケーションの重要性を十分に説明したうえで、オンライン会議におけるさまざまなルールを定めると、組織のメンバーもルールを理解・納得しやすいのではないでしょうか。

⑤オンライン会議に関するルール（発言編）

　テレワークが当たり前になってきて、テレワークをしている人と出社としている人が混在した会議が増えてきましたが、オンライン会議を一度でも経験した人は、発言のタイミングが難しいと感じたことがあるはずです。

　オフィスでの対面の会議なら「遠慮なく発言したこと」が、オンラインでは「めんどうくさいから、わざわざ言わなくてもいいか」と、なんとなく発言を引っ込めてしまった経験がある人も多いと思います。対面の会議でも発言を多くする人とそうでない人に分かれ、声の大きい人の意見が通りやすいということがあるのではないでしょうか。

　対面とオンラインでは情報量に差が生まれますから、出社している人を中心に会議が進んでしまわないように、会議のファシリテーター（進行役）はかなり配慮をする必要があります。

Column

オンライン会議ならではのルールづくり

　心理的安全性を感じるためには「誰もが均等に話す機会がある」「自由に意見が言える」雰囲気が重要なのです。オンライン会議の場でもしかりです。出席者が全員、在社している場合の会議とは異なり、オンライン会議では、「とくにテレワークをしている人と出社している人が混在した場合の発言の順番をどうするか、どのように意思決定をしていくのか」について、一度、話し合ってルールをつくるほうが安心・安全を感じられる場づくりにつながります。

⑥コミュニケーションについてのルール

　テレワークを長期的に運用するなら、ある程度はコミュニケーションのルールは決めたほうがよいでしょう。

　オフィスでは、チームのメンバーや上司が近くにいて、仕事の様子がわかりますから、相談や話したいことがあるときには「ちょっといいですか？」とタイミングを見計らって声を掛けるというパターンが多いでしょう。さらに、エレベーターの中、化粧室、休憩室など、偶然会うことで生まれるコミュニケーションも重要です。

　人づき合いが上手な人は、適宜、メールやチャット中にうまく絵文字を入れたり、くだけすぎない程度の文章構成を工夫したり、必要に応じて電話なども織り交ぜたりしながら、無機質になりすぎない適度なコミュニケーションをとっていることでしょう。

　しかし、コミュニケーションのスキルやセンスには個人差が大きく、誰もが同じようにはできません。そこで、次ページの表にあるようなヒントを参考に、一度、チームでコミュニケーションについてのルールについて話し合ってみることをおすすめします。

文字情報だけのコミュニケーションの弊害 Column

　テレワーク中に、仕事の効率化や相手のペースを乱さないための配慮から、メールやチャットなどの文字情報によるコミュニケーションが増えたという声をよく聞きます。けれども、**文字のみのコミュニケーションは必要最低限の業務連絡をわかりやすく簡潔に伝えようとすればするほど、時として無機質になりがちで、ドライな冷たい印象を与えるリスクがあります。**

♥表…テレワーク中のコミュニケーションを増やすためのヒント

- チームでテレワークに関連するコミュニケーションについて話し合う。
- コミュニケーションのための手軽なツールとしてチャットを利用する。
- メールやチャット中の絵文字の使用で感じることを意見交換してみる。
- 業務開始時にチームメンバーの顔が見られるように、必要に応じて、朝の挨拶や雑談のためにオンラインにつなぐ時間をつくってみる。
- チームのメンバー全体でオンライン上で、ランチタイムや雑談タイムを設定してみる。時にはオンライン飲み会を開催してみる。
- 連絡がチャットやメールばかりのときは、時には電話で会話してみる。

　関係するメンバーができるだけ意思決定にかかわったという気持ちをもてるように配慮することと、勇気づけにつながるように、所属感と貢献感をもてるようなかかわりをすることが大切です。

♥所属感や貢献感をはぐくむルールづくりの話し合い方

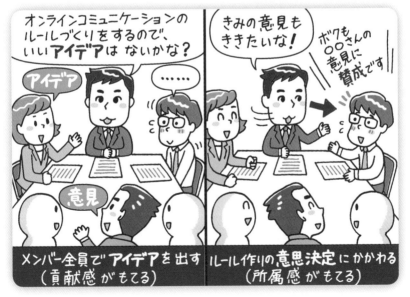

⑦内発的動機づけを高める

　組織のメンバーが自ら守りたいと感じるようなルールをつくるためには、内発的動機づけのメカニズムを念頭に置いて、意思決定にかかわったという気持ちをもてるように配慮するとよいでしょう。

　そして、内発的動機づけを高めるためには、「自己決定性」「有能感」「対人関係性」の3つの欲求を満たすことが効果的であると言われています。

Keyword

内発的動機づけと外発的動機づけ

　給与、評価、組織におけるポジションなど、外から与えられる報酬を外的報酬とよびます。**外的報酬によって、うまくいったらご褒美を与えて、うまくいかなかったら罰を与えるなどの賞罰によってモチベーションが上がったり下がったりすることを外発的動機づけといいます。**一方、やりがい、達成感、充実感、自己成長感などが、内側からわき出てくるものを内的報酬とよびます。**内的報酬によってやる気が上がることを内発的動機づけといいます。**内発的動機づけの重要性を世に知らしめた心理学者のエドワード・デシはこう言っています。

　「人は自らの行動を外的な要因によって強制されるのではなく自分自身で選んだと感じる必要があるし、行動を始める原因が外部にあるのではなく自分の内部にあると思う必要がある」[1]

【引用文献】
1）エドワード・デシほか. 人を伸ばす力：内発と自律のすすめ. 桜井 茂男訳. 新曜社, 1999, 40.

ここまで、テレワークを導入していくための組織のあり方と基本的なルールづくりや1 on 1について説明してきましたが、いかがでしたか？

新型コロナ対応がきっかけで、慌ただしくテレワークを導入した会社が多かったと思いますが、これからもテレワークを長期的に続けていくためには、制度設計や組織の心理的安全性が大切だということがよくわかりました。

テレワークで仕事をしている人の保健指導を行う機会が増えてきたので、テレワークならではの苦労がわかって、今までよりも相談者に寄り添うことができそうです。

私はオンライン会議でビデオ機能をONにする意味について、単にマナーの問題ではなく安心を感じるためという視点から説明してもらえたことが印象に残りました。

まだまだ手探りでテレワークを進めている会社がほとんどだと思います。感染症対策だけでなく、BCP（事業継続計画）対策、働き方改革、また、優秀な人材確保、離職率低下のためにも、テレワークという選択肢があることははかりしれないメリットといえます。第3章では、テレワークに対応していくためのマネジメントの「あり方」と「やり方」について解説しますね。

パワハラ防止法とテレワークにおけるハラスメント対策

2020年6月パワハラ防止法（労働施策総合推進法）が施行され、パワハラ防止のための雇用管理上の措置が事業者に対して義務づけられました。テレワークハラスメント（テレハラ）などにも注目が集まっています。

オンラインでの面談などは、画面を通してプライベートの環境が垣間見えることなどから、ハラスメントが起こりやすいことを前提に、オフィスワークとは異なる配慮が必要です。たとえば、住環境、パソコンなどの機器環境、インターネット環境が整っていない相手に、一方的に「こうしたほうがいい！」と価値観を押しつけることは、競合的な勇気くじきになるおそれもあります。それぞれの事情や状況に配慮しつつ、相手から明確にアドバイスを求められたときにだけ自分の考えを伝えるようにすることが望ましいでしょう。

他者の目が届かない密室状態を防ぐために、オンライン会議システムの録画機能を活用して、面談記録を残すようにするのもよいでしょう。その際は、事前に「ドライブレコーダーのように、何か問題が起こったときに確認するために録画をするけれど、常時、誰かがチェックするものではない」など、ルールを明確にメンバーに伝え、必ず相手に了解を得る必要があります。

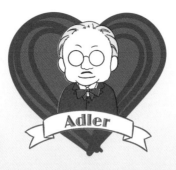

第**3**章

テレワークに対応していくための
マネジメントの「あり方」と「やり方」

第3章では、テレワークに対応していくためにマネジメントの
「あり方（感じ方、考え方、態度）：being」と「やり方（方法、
手段）：doing」について考えていきます。マネジメントをす
る立場の人以外でも、周囲の人を大切にしたいと考える人すべ
てに、役に立つ内容が満載です。

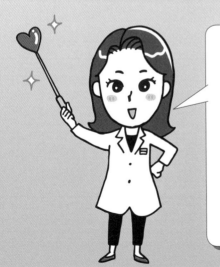

　もしもこの章を読んでいて、「こんな
の単なる理想論だ！」とイライラしたり、
自分が責められているような気になった
りした人は、まず第4章を先に読んでみ
てください。

　あなたが上司である前にひとりの働く
人として、この章の内容を読むのがイヤ
になるときは、部下とのかかわりを考え
るよりも先に、自分自身を大切にする必
要があるのかもしれません。

第3章のポイント

①マネージャーや管理職の仕事は管理することではなく支援すること。

②組織で心理的安全性を感じられるか否かは、上司との関係性によるところが大きい。

③姿が見えないテレワークでは、根拠なく部下を信じる「信頼」が大切。

④仕事では関係者に信用してもらうための根拠や実績も重要であり、部下が周囲から信用してもらうための実績づくりを手伝うのが上司の役割。無条件に自分を信じてくれている人を裏切るのは難しい。育成のためには、部下を信頼するほうが建設的。

⑤所属感と貢献感がもてるようなかかわりができていれば、勇気（仕事上の課題や対人関係に向き合っていくためのエネルギー）が自然にわいてきて、上司が細かく指導しなくても、信じて見守るだけでその人らしくしぜんと育っていく。

⑥信じて見守るとは、部下の持ち味が引き出せるように必要なタイミングで言葉掛けをしたり、手を貸すために部下をよく観察したりすること。また、部下が上司にどのようなスタイルでかかわってほしいかは、部下に直接聞いてみるとよい。

⑦部下が成果を出せないときは、上司にも要因がある。

⑧挨拶や感謝を声に出して伝えることは、勇気づけの第一歩。

⑨オンライン環境でも心理的安全性を確保するためには、管理職・上司自身が自己受容（p.99）できていることが大切。

1 テレワークに対応していくためのマネジメントの「あり方」

マネージャーや管理職に期待される職務のうち、「チームとしての目標達成と部下育成」は、どんな会社のマネージャーにとっても重要な役割でしょう。

マネジメントは「管理」と訳されますが、「管理職の役割は、上から与えられた目標に到達できるように、部下の行動や達成度を管理すること」「育成とは、上司が部下に教えた通りにできるように指導すること」だと考えていないでしょうか。

そもそも、マネジメントの目的は、組織と個人のパフォーマンスを向上させることです。そして当然、個人のパフォーマンス向上なくして、組織のパフォーマンスは高まりません。

第4章の自己の状態の解説（p.96 ～ 100 参照）も参考にしてほしいのですが、私たちは自分らしさを大切にしながら他者とも協力していける「自己受容」の状態のときに幸せを感じ、パフォーマンスも向上するのです。

変化の大きなこれからの時代のマネジメントには、単なる部下の管理だけではなく、「部下が自分らしさを発揮しながらチームに貢献していくことができるように支援すること」が期待されるようになるでしょう。

①テレワークにおける上司と部下の関係で もっとも大切な「信頼」

これまでのような「部下は管理すべき対象」だという考えのベースには不信感があり、目の届かないテレワークでは、「部下が自宅でちゃんと仕事をしているか？」「サボっているのではないか？」などの疑念が生まれます。しかし、**物理的な距離があって、自分の目が届かないからこそ、上司はテレワークで働く部下を信頼することがより大切になります。**

 ルールや評価は必要だけど、見張られているようなテレワーク環境だと、心理的安全性ははぐくみにくい気がします。

 組織を構成するのは人ですので、働く人たちにとっての環境や心理的安全性は、上司との関係が大きく影響します。

Keyword

信頼と信用

信頼（trust）とは、「根拠なく前提条件なく無条件に相手を信じること」です。つまり、**たとえ相手が自分の期待に応えなくても、自分を裏切ることがあっても、約束を破ることがあっても、相手の未来を含めて信じきることが信頼です。**

一方、信頼に似た言葉に信用（credit）があります。信用金庫、信用手形、信用取引、クレジットカードという言葉からもイメージできるとおり、「根拠や実績があることを前提として相手を信じること」です。

---

②仕事では「信用」も大切

　いくら上司が部下を信頼したくても、「口では調子の良いことを言いながら結果を出すための行動が伴っていない人」を信じるのは難しいでしょう。仕事で相手を信じるためには、ベースとなる根拠や実績も大切です。つまり、「部下が周囲から信用してもらうための実績づくりのお手伝いをする」のが上司の役割であるとも言えます。

　そして、部下を育成するときに、「部下は本当に約束を守るかな？きちんと結果を出せるかな？」と最初から疑いの目をもってかかわっていては、部下にも自分の不信感が伝わり、ベースとなる良い関係を築くことが難しくなります。

♥無条件に自分を信じてくれている人を裏切るのは難しい

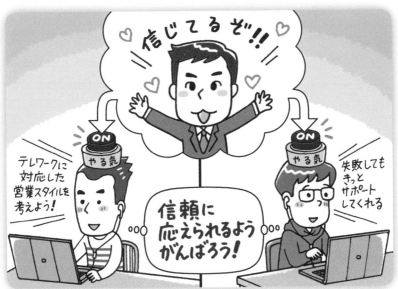

アドラー心理学では、「正しい・間違っている」という視点ではなく、「有益か・無益か」「有用か・無用か」「建設的か・非建設的か」などの視点で物事を判断します。

つまり、最初から疑ってかかるよりも、育成のためのベースとなる良い関係を築くために、部下を信頼したほうが建設的だろう、育成がうまくいく可能性が高まるだろうと考えます。

このように、仕事では信頼と信用の両方が大切なのですが、根拠や実績を前提とした信用の枠組みの中でだけ部下を見ていると、不信感がベースとなって、管理する手間やルールばかりがどんどん増えていくことになります。

③部下をひとりの人として大切にする「尊敬」

部下と良い関係を築くには、信頼とともに「尊敬」が大切です。もともと尊敬は、英語の「リスペクト（respect）」の「re（もう一度）」「spect（見る）」から成り立っていて、関係の上下にかかわらず、尊敬は「上司から部下に」「親から子ども」に対してもできます。

ここで注意してほしいのは、もし上司が部下の側面だけを見て、「いまいち、やる気が足りない人」「細かいところの気配りが足りない人」などとレッテルを貼ってしまうと、相手をそういう人として認識するようになりかねません。

一度貼ったレッテルにとらわれずに、「相手をもう一度（あらゆる角度から）大切な存在としてしっかり見る」という姿勢・態度が相手を尊敬することにつながります。

Column

部下を大切な存在としてしっかり見る

　職場で見えている部下の姿は側面的なものにすぎないので、やる気が足りないように感じられる人に対しても、行動をよく観察するとまったく別の一面が見えてくるかもしれません。たとえば、テレワーク中に業務の効率が下がっているように感じたときに、ふだんから部下に対して「さぼり癖がある」というレッテルを貼っていたら「部下はさぼっていて業務の効率が下がっているに違いない」と考えるでしょう。けれど、よく話を聞いてみると「自宅の通信環境が整っておらず、集中しづらい」「チームのメンバーとの意思疎通がうまくはかれない」ことが原因で仕事の進捗が遅いなど、別の背景がみえてくるかもしれません。このような見方をすることが尊敬なのです。

④テレワークにおいてあらためて見直したい育成の意味

　育成とは、上司が部下に教えたとおりにできるように指導することではありません。人は誰もが自分の強み、個性、持ち味などを活かして自分らしく成長していきたいのです。

　もちろんある程度、業務に必要な知識やスキルを教える必要はあります。ただし、基本的には部下が所属感と貢献感をもてるようなかかわりができていれば、仕事上の課題や対人関係に向き合っていくためのエネルギーである勇気が自然にわいてきます。

　ですから、上司の役割は、部下が困ったときにいつでもヘルプを出せる関係性をつくり、自分らしく強みを伸ばしながら成長していけるように、信じて見守りながら必要に応じた支援をすることです。

育成がうまくいかないと感じるときは上司と部下の間で、後述する「目標の一致（p.81 参照）」ができていないことが考えられます。そこで、部下の強みや持ち味を知り、目標の一致をしていくために1 on 1 ミーティング（以下、1 on 1）が有効なのです。

　このように考えてみると、ベースに良い関係があり、勇気づけのかかわりができていることが前提ですが、1 on 1 を活用することで物理的に距離のあるテレワークであっても、問題なく部下の育成は行えます。

Keyword

ピグマリオン効果とゴーレム効果

　ピグマリオンとは、「自分で彫った像を愛し続けた結果、像が人間になった」というギリシャ神話に登場する王様の名前です。アメリカの教育心理学者であるローゼンタールが、教師が期待をかけた生徒のほうが、学力的に大きく成長することを実験で見いだし、神話と実験結果を結びつけ、**期待をもち続けることで良い結果が生まれるという現象をピグマリオン効果と名付けました。反対に、相手が悪い印象をもつように接することで、その人が実際に悪い結果を出すという現象をゴーレム効果と言います。**

　たとえば、教師が「この生徒は勉強ができない」と思って接すると、成績が下がってしまうということが実際に起こるのです。**ここで大切なことは、「一方的に教師の期待を生徒に押しつけてもピグマリオン効果は発現しない」ということです。**たとえば、「キミならあの一流大学に絶対に合格できるよ」と期待を込めてかかわったとしても、本人がその大学に進みたいと思っていなければ実現することは難しいでしょう。

　ピグマリオン効果の発現には、上司の思うように部下を変えようとするのではなく、部下の特性や意向に関心をもち、自主性が育ち個性が伸びるということを信じることが必要です。

---

⑤大切なのは、部下のタイプに合わせてかかわり方を変えること

 所属感と貢献感をもてる環境で勇気がわいてくるのは理解できるのですが、上司があれこれ指導しなくても、本当に部下の育成が可能なのでしょうか。

 「管理しないと部下は仕事をサボるし、部下も指示されるのを望んでいるはずだ！」という部長の姿が目に浮かびました。

日本の教育では、「できない部分にばかり注目してダメ出しをして、指示されたとおりのことを遂行できる、自分を抑えて周囲に合わせる生き方」が求められる傾向にあるので、勇気がくじかれている人がとても多いと感じます。

 上司から、「あなたを信じてまかせます。困ったことがあったら相談に乗るので、これからは全部自分で考えて成果を上げてください」と言われたら、突き放されたような気持ちになって、上司に対して腹が立つかもしれません。

 言い方を変えると、「部下のタイプに合わせて上司がかかわり方を変えて、どんな支援を望んでいるか」という視点で考えてみると理解しやすいかもしれません。もちろん自由に仕事をさせてほしいと考える部下もいれば、細かくチェックや指導を受けたい部下もいるので、ふだんの仕事や面談の様子を通して部下の特性をよく見極めて、かかわり方を変えていくことが大切です。1 on 1を活用して、どんなかかわりを期待しているのかについて、部下の意向を聞いてみるのもよいでしょう。

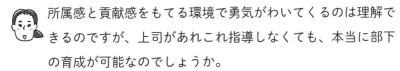

笑顔でいることも、広い意味での「貢献」

　自分の能力を活かして仲間の役に立てるように考えて行動することを「貢献」と言います。たとえば、たんに勉強ができるだけでは誰かの役に立つことはできませんが、仲間に自分が知っていることを教えるなどして役に立てるように活かすなら、それは貢献できていることになります。

　何か特別な能力がなくても、笑顔で機嫌よくしていることはチームの雰囲気を和やかにしますから、「笑顔でいること」も仲間の役に立つ立派な貢献と言えます。

　よく「信じて見守ることと、放任主義と何が違うのですか？」という質問を受けます。この違いは、「教えない指導者」として有名な、プロ野球の栗山英樹監督を例に説明したいと思います。

　栗山監督はインタビューで、「監督としていちばんに考えることは『どうすればこの選手を輝かせることができるのか（何がこの選手のためになるのか）』ということ。技術的指導はほとんどしないものの、選手のしぐさや表情、練習中の状態などをひたすら見て、性格やメンタルの状態を踏まえたうえでどんな態度で接して、どんな言葉を掛けるかを考える。褒めたほうがいい場合や叱ったほうがいい場合など違いがあるうえ、同じ人でも立場や状況によって変わってくる。一概に、正解はないので、よく見ることが大切」と話していました。まさしく、管理者、指導者というより支援者としてかかわることが育成につながるというわかりやすい例だと言えます。

　つまり、信じて見守ることは、業務をまかせて「この部下ならできる！」と信じているだけではだめなのです。個性や持ち味がある

64

ことを信じ、それぞれの持ち味を引き出せるように必要なタイミングで言葉を掛けたり、必要に応じて手を貸したりするためには部下をよく観察していなければならないのです。

そういう見守り方なら、安心して自分なりに行動できるかもしれません。突き放されたわけじゃなくて、よかった！

部下の仕事ぶりや表情、話し方などをよく観察し、必要なタイミングでかかわれるように常に気を配ってほしいのです。テレワークが増えて、部下の様子を直接観察する機会が減っていたら、1 on 1 の活用をおすすめします。

⑥部下の育成に必要な「協力的なヨコの関係」

ここであらためて、良い関係について考えてみたいと思います。

教育について、多くの人が勘違いしていることがあります。それは、部下を育成するのが上司の役割といっても、「たんに組織の中での上司と部下の関係になっただけでは、本質的な意味で部下を育成することはできない」ということです。

上司が「部下を育てたい」と思っても、部下が本音の部分で、上司のことを「好きではない。尊敬できない。教わりたくない」と感じていたら何も教えられないのです。部下から「この人のことは好きではない」と思われたら、いわゆる面従腹背（めんじゅうふくはい）（表面的には従うふりをしているが、内心では従わないこと）の状態が生まれます。

何を教えるかではなく、「誰から教わるか（この人から教わりたいと思ってもらえるようなベースの関係性）」が大切なのです。

そして、教育が機能するのは、「協力的なヨコの関係」です。これから、「協力的」と対になる「競合的」な態度も含めて説明します。

⑦対人関係に向き合う態度

対人関係に向き合うときの態度には2種類あります。

♡表…対人関係に向き合うときの態度

協力的態度（勇気づける態度）	競合的態度（勇気をくじく態度）
● 相手を評価的に裁くのではなく、白でも黒でもないグレーを探そうとしたり、相手と今、いっしょにできることはなんだろうと建設的に考えたりする態度。 ● どんな状況でもできることを探して協力的にかかわると、相手は「自分を仲間として大切にしてくれている」と感じられるので、協力的態度は勇気づけにつながる。	● 裁判官のように「正しい・間違っている」などで相手を裁いて、評価的に勝ち負けや白・黒を決めたがる態度。 ● 競合的なかかわりで「あなたは間違っている」とジャッジされると、相手は「自分のことを大切にしてくれない、仲間ではない」と感じるので、競合的態度は勇気くじきにつながる。

（上谷実礼．ミレイ先生のアドラー流勇気づけメンタルヘルスサポート．メディカ出版，2020，29．より引用改変）

　大きな成果を出すにはチーム力が必要です。とくに、緊急時の際や大きな変化にチームで対応しなければならないときには、起こったことに対して「誰の責任で問題が起こったんだ！」と犯人捜しをしたり、いちいち細かくジャッジしたりするよりも、まずは「今、仲間といっしょにできることはなんだろう」という協力的な態度で、目の前の課題に対応する上司のあり方のほうが建設的です。

タテの関係	ヨコの関係
● 他者をみる視点が「正しい・間違っている」「仕事ができる・できない」「空気が読める・読めない」など評価的で、上下、優劣などの序列を決めたり、他者をジャッジしたりすることで自分を相対的に優位な位置に置いて考えるような関係。 ● 必ずしも上にいきたがる人だけがタテの関係をつくるのではなく、相手の下に入ろうと、やたらとへりくだるような人もやはりタテの関係に陥りやすい。	● 他者を評価的にみるのではなく、ありのままの相手の現状を受け入れて大切にしていくような関係。 ● 相手を大切にするために、必要以上のがまんや遠慮をせずに、今の自分のままで協力できるときは協力し、協力できないときは上手に断ったりして距離をとれる。 ● 役割の違いはあっても、他者と「支配・被支配」ではない対等な仲間としての立場でかかわっていこうとする。

⑧ヨコの関係はどんな相手とも築ける

　勇気づけのかかわりの基本としては、「競合的なタテの関係」ではなく、「協力的なヨコの関係」をつくることを提案します。

　ここで言っているタテやヨコとは、年齢、性別、地位、肩書き、立場などは関係なく、組織での立場や肩書きなどが違っても、どんな相手ともヨコの関係をつくっていくことが可能です。

⑨勇気がくじかれるとき

　勇気づけの反対を「勇気くじき」と言います。アドラー心理学では、自分や他者や組織にとって「不適切だと感じられる言動や行動（自分や他者を傷つける、モノを壊す、ルールや秩序を乱す）」を選択する人は、ダメな人でも常識がない人でもなく、「勇気がくじかれている状態」だと考えます。

このような人に対しては、「組織としてのルールを適応して罰する」という視点のかかわりだけでなく、「もしかすると勇気がくじかれている人なのではないかな？」という視点でかかわってみると、その人の意外な側面が見えてくるかもしれません。

　そして、勇気がくじかれている人は、組織の中で「ここは自分の居場所ではない、周りの人は仲間ではない、自分は役立たずだ」と感じている可能性があります。

　テレワーク中に、ルールを守れていない、思うように業務の成果や効率が上げられていないような部下は、もしかすると勇気がくじかれているのかもしれません。そんなときは、まずはできていることに注目する「正の注目」を心掛けてみてください。

⑩勇気づけになる「正の注目」と、勇気をくじく「負の注目」

　具体的な正の注目と負の注目について、次ページの表にまとめました。

　周りの人や上司が表のように「正の注目」をしてくれると、「ここは自分の居場所だな、周りの人は仲間だな、自分は今の自分にできることで仲間の役に立てているな」と感じられ、大きな勇気づけになります。

　一方、「負の注目」で評価しているとしたら、「この人は自分の仲間ではないな」「ここは安心できる居場所ではないな」と感じてしまい、勇気がくじかれます。

♡表…勇気づけになる「正の注目」と勇気をくじく「負の注目」

勇気づけになる「正の注目」	勇気をくじく「負の注目」
①長所や良い点に適切に注目する。	①欠点やダメな点ばかりに注目する。
②行為や行動と人格を分けて考える。	②行為や行動だけでなく、人格まで否定する。
③結果だけでなく、がんばったプロセスも重視する。	③どんなにがんばってもプロセスは重視せず、結果のみで評価する。
④加点主義で、できるようになった部分に注目する。	④減点主義で、満点の状態から足りない部分ばかりを指摘する。
⑤比較するとしてもほかの人とではなく、以前の自分と比較する。	⑤ほかの人との比較を重視し、勝ち負けや上下関係で評価する。
⑥失敗することは挑戦した証であると考える。	⑥成功することが絶対的に正しいことだとされ、失敗は許さない。
⑦無理のない目標を設定する。	⑦高すぎる目標を設定し、現状の自分とのギャップに劣等感を抱き、勇気がくじかれやすくなる。
⑧自分の選択のなかで最善を尽くそうとする。	⑧過去に選択しなかった選択肢を美化して、自分の選択に後悔ばかりする。
⑨何事に対しても主体的にうまくいく選択肢を探し、選び取っていく（楽観的）。	⑨主体的に別の選択肢を探すことをあきらめる（悲観的）。
⑩「正しい・間違っている」のように白・黒を決めるのではなく、第三の道、グレーを探そうとしたり、相手と今、いっしょにできることはなんだろうと考えたりする（協力的）＊。	⑩「正しい・間違っている」「良い・悪い」と相手を裁いて白黒を決めたがる（競合的）＊。

＊アドラー心理学では、協力的であるか、競合的であるかという態度、構えを重要視します。
（上谷実礼．ナースのためのアドラー流勇気づけ医療コミュニケーション．メディカ出版，2019，24-5．より引用改変）

⑪まずは上司自身が自分をねぎらい勇気づける

　ここまで読み進めてきて、皆さんのなかには「仕事で勇気づけなんて甘い！　自分だって上司からずっとジャッジされて勇気をくじかれてきたことを思い出した。ここに書いてあることは理想論の夢物語で現実社会はもっと厳しい！」とイライラした気持ちになった人がいるかもしれません。そんなふうに感じるときは、上司であるあなた自身の勇気がくじかれてしまっているのかもしれません。

　アドラーはこんな言葉を残しています。

> 「臆病は伝染する。そして、また勇気も伝染する」
> 「自らが勇気をもつということが、他者を勇気づける出発点である」

　相手をジャッジする競合的な態度は勇気くじきにつながり、その反対に協力的な態度は勇気づけにつながることを説明しました。アドラーの言葉を借りると、次のようにも言えるでしょう。

> 「自分に対して協力的に生きるということが、他者と協力的な
> 　関係をつくっていく出発点である」

　自分自身に対して競合的にジャッジをしているのに、部下に対して協力的になれというのは無理な話です。上司であるあなたが自分自身を勇気づけられるようになると、自然に部下のことを勇気づけられるようになります。

部下と協力的なヨコの関係をつくるために、まずは上司であるあなた自身が自分と仲間になって自分の中に居場所をつくることが大切です（p.93、Column 参照）。自分に厳しく今までがんばった自分自身を「よくがんばってきたなぁ」とねぎらってあげましょう。

 役職があがると、「よくやった！」と周囲からねぎらってもらう機会が減るので、ぼくだけはずっと自分自身の応援団でいます。

 私たちもそうします。なんだか勇気がわいてきました。

♥自分だけは、いつもずっと自分自身の応援団でいよう！

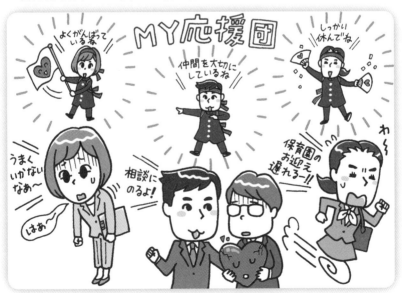

2 部下がなかなか成果を出せないときの対応

ここまで読んできて、「これまで結果が出せなかった部下に対して、業務をまかせて、できると信じて見守るなんて無理。やる気のない部下に、勇気づけや協力的なヨコの関係なんて、役に立たない机上の空論だ！」とモヤモヤした人もいたことでしょう。与えられた業務に対して部下がなかなか成果を出せない場合の背景には、次の6つの理由が考えられます。

①「目標の一致」ができていない

部下を信じてまかせるには、上司が一方的に目標を設定して部下に達成させるのではなく、相談しながら部下が自ら設定した目標を達成できるように上司は支援する必要があります。

このとき、上司と部下の間で明確な「ゴールのイメージ」が共有されていないと、部下を支援することは不可能ですし、部下は目標が達成できたと考えているのに、上司は目標に到達していないと評価するかもしれません。とくに目標が「チームワークを大切にする」など抽象的な内容のときには、「目標の不一致」が起こりやすいのです。かと言って、数値目標を設定したとしても数字のとらえ方や内訳などの部分まで考えが擦り合わされていないことも珍しくありませんので、目標を数字で設定すればいいとも限りません。

②部下自身が自分で決めた目標ではない

　人の内発的動機づけを促す際には、自己決定することがきわめて重要です (p.52、Keyword 参照)。部下が理解や納得をしていない、たんに上司から押しつけられただけの目標だと、やらされ感をもってしまい、上司が期待するようには成果が出ないということが起こりえます。

③大切なことの優先順位がつけられていない

　目標の一致をする際に、業務の全体像と優先順位についても上司と部下で考えを共有しておくことが大切です。物事の全体像が見えないと優先順位がつけられませんので、業務を部分的に切り分けるような仕事の与え方をした場合に起りやすいといえます。

④知識や経験が足りないなど、やり方がわからない

　とくに、職歴が浅い、また慣れていない業務をしている場合、知識や経験が足りなかったり、やり方がわからなかったりすることがよくあります。上司や同僚に質問して、その都度、疑問点を解決できれば大きな問題にはならないでしょうが、「何がわかっていないのかもわからない」「上司が忙しそうで相談しづらい」「テレワークで周囲とコミュニケーションがとりにくい」などの理由から、疑問を抱え込んで成果が出せないのかもしれません。

　このような状況を防ぐには、こまめな声掛けが必要です。コミュニケーションには、オンライン 1 on 1 も活用しましょう。

⑤そもそも適性のない業務を担当している

　日本の企業では、根本的な向き・不向きを無視して、できていないことや得意でないことを平均的なレベルまでできるように努力することを評価する傾向にあり、逆に好きなことや得意なことしかしない人は「わがままな人」というレッテルを貼られかねません。

　苦手なことで成果を出すのは、ものすごくエネルギーを使います。適材適所に配置できない人員的な事情もあるのかもしれませんが、部下が思うような成果を出せない場合は、一度「適性のないことをさせているのかもしれない」と考えてみてください。

⑥部下の勇気がくじかれていて、課題を乗り 越えようとするエネルギーがわいていない

　なんとなく部下のやる気が足りないように見受けられる場合は、上司との関係やチームに所属できていない感じがして、仲間といっしょに、仲間の役に立てるようにがんばろうという気が起こっていないのかもしれません。上司にできることは、①〜⑤で述べた内容を参考に、部下が所属感と貢献感をもてるように勇気づけのかかわりをすることです。

細かく指導するのではなく、部下をさまざまな角度からよくみて、そして見守るって、とても奥が深いんですね。

部下がなかなか成果を出せないときは、ただ見守るだけではなく、①〜⑥の背景を念頭に置いて部下にかかわるようにすれば、今までと違った結果が出てきますよ。

3 テレワークに対応していくための勇気づけのスキル

　テレワークに対応していくために管理職に必要な勇気づけのスキルについて説明していきます。部下にどのような声掛けをして、どういう働きかけをするかということ以上に、「相手が所属感と貢献感をもてるようにかかわろうとする姿勢がベースにあるということが大切」。このことを念頭に置いて読み進めてください。

①挨拶は勇気づけの第一歩

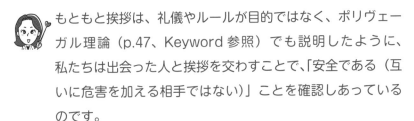

もともと挨拶は、礼儀やルールが目的ではなく、ポリヴェーガル理論（p.47、Keyword 参照）でも説明したように、私たちは出会った人と挨拶を交わすことで、「安全である（互いに危害を加える相手ではない）」ことを確認しあっているのです。

職場で朝の挨拶をしたときに、誰も自分のほうを見ずに無視されたりしたら、ものすごく不安になります。

上司との関係が原因で心の不調に至った人から、「上司に挨拶をしても無視されている」という話はよく聞きます。

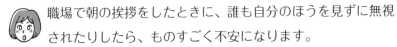

たかが挨拶、されど挨拶です。視線を合わせて互いを認識し、「私はここにいて、あなたの存在を認識しています」とメッセージを送り合うことで「ここは自分の居場所なんだ」と所属感がもてることも大きな効果・効能です。

テレワーク中は、始業時にチャットで朝の挨拶を交わしていたけど、これからはオンラインでしてみようかな。

 いいですね！　メンバーが顔を見てつながる挨拶の時間をつくるといった工夫は勇気づけの第一歩にもなります。

②「ありがとう」がいちばんの勇気づけ

　「ありがとう」と感謝の気持ちを言葉にして伝える習慣がないというビジネスパーソンは少なくありません。「すみません」「サンキュー」「どうも」「ごくろうさん」などの言葉ですませている上司が皆さんの周りにもいるのではないでしょうか。「ありがとう」を伝えることで、部下が「自分は役に立てているな、上司は自分のことを仲間として大切にしてくれているな」と感じられます。

 Column

「ありがとう」を伝えられる機会は日常にあふれている

　何か特別な貢献をしたときに限らず、「ありがとう」を伝えられる機会は日常にあふれています。たとえば、テレワークに関連する IT の知識などでは、部下からいろいろと教えてもらう機会があるかもしれません。そんなときは、ヨコの関係で、「ありがとう。あなたのおかげで助かったよ」などと笑顔で伝えることが、もっともシンプルでパワフルな最高の勇気づけのメッセージとなります。

　私も日頃から、自社のスタッフに対してだけでなく、顧問先の会社の方が会議の書類を作成してくれるときなどにも、「いつも会議の議事録を作ってくれてありがとうございます。わかりやすくまとめられていて助かります」と伝えるようにしています。

上司は、部下の経験を通して学ぶこともたくさんあります。そんなときに、「あなたの経験を通して、私も管理職としてたくさんのことを学んでいます。ありがとう」と笑顔で伝えてくれるような上司に、きっと部下はついていきたいと思うでしょう。

テレワークでは、物理的な距離も影響して、会社やチームに自分の居場所があると感じにくいという悩みをよく聞きます。

テレワークでチーム力を向上していくためには、小さなことに対しても「ありがとう」を伝えていくことが、部下の所属感と貢献感をはぐくみ、エンゲージメントを高めていくことにつながります。

③聴き上手になる

目の前の人にしっかりと話を聴いてもらえると、シンプルに「自分には居場所がある。仲間として大切にしてもらっている。自分は話を聴いてもらえる価値があるんだ」と感じられて、相手に好感をもつものです。部下も上司に自分のことをわかってもらうために自分の話を聴いてもらいたいのであって、上司の話を聴きたいと思っている部下はほとんどいないと考えてください。

部下から「あなたの話を聴きたい」と言ってもらえるようになるには、まずは部下の話を**傾聴**（p.111 参照）することが大切です。上司が自分の話を聴き、「この人は自分のことを理解してくれる」と感じられてはじめて、上司の話に聞く耳をもつようになるのです。

テレワーク中は意識的にコミュニケーションをとらなければ、部下の話を聴けるチャンスは生まれないので、「部下は上司である自分に話を聴いてもらいたいと思っているのだ」ということを念頭に置いてコミュニケーションの頻度や密度を高めていってください。

部下にアドバイスをしたくなるのは 劣等感のあらわれ

　部下から悩みを相談されたとき、上司の立場から、「明確な解決策」を示すことがあると思います。しかし、部下は自分の大変な状況をあなたに聞いてほしいだけかもしれません。そのような場合に、**一方的に解決策を示すことは、部下が「自ら気づき、学んでいく機会」を奪っている**ことにもなります。あなたが「部下の問題をすぐに解決しなければ」と感じるのであれば、それは「部下からの相談に応えられない劣っている上司だと思われたくないので、優位な立場に立ちたい（立たねばならない）。だから、アドバイスをすることで主導権を握りたい」など、競合的なタテの関係に思考が陥っている可能性があります。

　もし、部下が何かを相談してきたときには、上司であるあなたがカッコよく問題を解決するチャンスではなく、部下を勇気づけるチャンスであると考えてください。

　まずは部下に、「ただ話を聴いてほしいだけなのか、アドバイスや解決策がほしいのか、具体的な支援が必要なのか」を確認して、そのうえで上司に意見を求めてきたのなら、部下があなたのアドバイスをしっかりと受け止められる可能性が高まります。

　ときには、上司でも簡単には応えられない相談内容の場合があるかもしれません。そんなときは素直に「それは難しい問題かもしれないけど、いっしょに考えてみよう。キミのアイデアはどうなの？」と部下といっしょにできることを探していこうとする姿勢で、部下が自分で解決できるように支援することが、部下の所属感と貢献感、また有能感をはぐくむことにつながります。

④共感する（相手の関心事に関心をもつ）

　ヨコの関係で重視される共感とは、「相手の考え方、置かれている状況、相手の関心事」などに対して、対等な立場から仲間として関心をもち、「なるほど、あなたの立場から見たら、そう感じるのももっともかもしれないね」と受け止めて理解することです。

　共感は「相手と同じ考えや気持ちになるべき」という意味ではありません。たとえ同じ気持ちでなくても共感はできます。また、似た言葉である同情は相手が置かれた状況には関係なく、自分の立場や価値観から相手の状況や気持ちを上から目線で評価し、「かわいそう」「大変だね」と一方的に決めつける態度であるといえます。

♥同意・同情・共感の違い

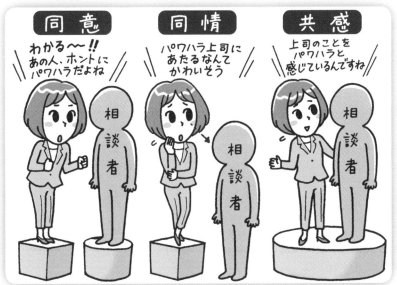

（上谷実礼. ミレイ先生のアドラー流メンタルヘルスサポート. メディカ出版,
2020, 88.）

⑤課題を分離する

　人間関係の悩みやもめごとは、他人の課題を勝手に解決しようと手出ししすぎていたり、他人の課題に土足で踏み込むように「断りなく」かかわっていたりすることが多いものです。

　アドラー心理学では、他者とかかわる際、とくに何かを協力してやっていきたいときや何らかの支援をしたときに、「それは誰の課題で、最終的にその課題の責任は誰が引き受けるのか」という視点で物事や出来事を観察します。

　課題の分離ができるようになると、他者の課題に勝手におせっかいを焼いてイライラすることが減り、自分の課題を他者の課題であると勘違いして人のせいにしていたことに気づくかもしれません。

♥すぐに解決策を示すのも課題の分離ができていない状態

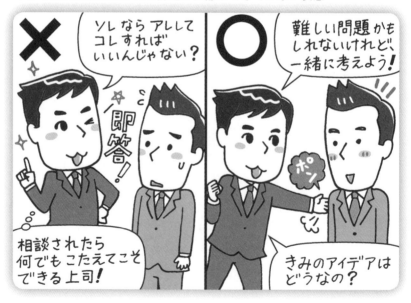

⑥課題の分離は、部下の課題に協力するための入り口

 「部下にまかせた業務は最終的に部下が責任を取る」と課題を分離すると、部下を突き放した感じになりませんか。

 部下にまかせた業務でも上司に責任がなくなるわけではないですよね。課題の分離は「課題を分離して終わり」ではなくて「課題に協力するための入り口」なのです。

 課題の分離は「しょせん他人」みたいなドライな印象でしたが、協力するための入り口と考えるのか！ いいかも！

 課題を分離するからこそ、「こちらは私の課題で、そちらがあなたの課題です。この部分はいっしょに取り組み、私があなたの課題をサポートします」など、課題へのかかわりが明確になり、部下が自身の課題に向き合い乗り越えられるように上司が勇気づけたり協力したりできるようになります。

⑦課題を分離し、目標を一致させ、共同の課題にする

上司と部下の共同の課題にするプロセスは、テレワークで上司と部下が物理的に離れて業務にあたるという環境で、「成果をどのように管理・評価していくのか」「成果を適切に管理・評価できる管理職をどのように育成するのか」などを考えるうえで、非常に重要です。

日本ではこれまで、「そもそも成果とはなんなのか」ということについてしっかりと対話されてきた会社は少なかったと思われます。

ここで、あるレースを例に挙げて説明していきたいと思います。

- **レースの条件**…3 日の間に安全にゴールを目指す。どんな移動手段を使ってもよい。最終的な勝敗は、かかったタイムのみで決める。選手はサポートが必要な場合、何度コーチを頼っても減点されることはない。コーチは離れたところに待機していて、コーチに指示を求めることができる。

このときの課題や目標は、次のとおりです。

- **選手の課題**：レースに実際に参加すること
- **コーチの課題**：選手の要請に応じてサポートをすること
- **互いに一致させた目標**：どんな移動手段を使ってもよいので 3 日間のうちに安全にゴールを目指す。
- **共同の課題にする前に決めておくこと**：選手がコーチにサポートを求めるタイミングや状況など
- **共同の課題**：チームでレースに参加する。

　コーチは選手につきっきりでレースの様子を見ることはできないので、どのルートを通ってどのような移動手段でゴールを目指すのかは、選手を信頼してまかせ、選手がレースの実績を積めるように手伝うしかないのです。

　テレワークの働き方はこのレースに共通する部分が多いのです。p.58 で説明しましたが、仕事でも同じで、信頼と信用の両方が必要であり、部下の育成を考えたときに、「部下が周囲から信用してもらうための実績づくりの手伝いをする」のが上司の役割なのです。

厳しいようですが、部下が成果を出せないときは、目標の一致ができていない、つまり「そもそも成果とはなんなのか」ということを上司がわかっていないということです。

上司の指示が曖昧で、確認しても詳細がはっきりしないことが過去にありましたが、上司の中でも成果のイメージがはっきりしていなかったのかもしれません。

人はイメージできることしか実現できません。上司と部下の間で、成果のイメージが曖昧で、上司がコンセンサスを取る努力も怠っているなら、目標を一致させることはできず、部下が成果を出すことは難しいでしょう。

「テレワークで仕事の様子が見えないと評価しにくい」という声が管理職から上がっていたのは、上司自身が部下の成果がよくわかっていなかったのかもしれませんね。

突き詰めて考えると、仕事をしている様子が見えなくても、成果が出ればいいのではないでしょうか。そもそも、上司が理解していない指示を部下が理解するのは難しいでしょうから、部下も自分が成果を出せているか自信がもてず、なんとなくがんばっているふうな姿を上司にアピールすべく、ゴマをすったり、残業をしたりするようになるのです。

自分のやり方にこだわりすぎたり、口出ししすぎたりするのは、課題の分離や目標の一致ができていなかったのか。

目標が一致していないのに、部下の仕事のやり方が自分と違うことばかりが気になり、口をはさむ上司は少なくないですが、大切なのは成果を出すことであって、部下が上司の思うような仕事の進め方をすることではないはずです。

心当たりがありすぎて手厳しいですが、参考になります。早速、テレワークのマネジメントに活かしていきます。

しっかりと目標を一致させ、上司がどのように支援するかが話し合われていれば、部下がどのように時間を使うかは部下の自主性にまかせればいいことであって、考え方によっては時間管理さえ必要ないのかもしれません。

♡図…課題の分離・目標の一致・共同の課題

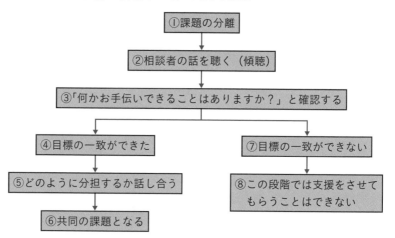

（野田俊作．Passage I.3．アドラーギルド，2005．を参考に作成）

テレワークでとくに上司に求められるマネジメント力

● 部下との間に協力的なヨコの関係をつくる力

● 目標を一致させる力（部下との間で明確に成果がイメージできるように部下と対話を行う力）、部下を信頼する力

● テレワークであっても1on1などの機会を活用して適切なタイミングで部下の支援ができる力

テレワークではマネジメント力がないと、「部下をほうりっぱなしにしすぎて部下の心が離れて成果が出せない」もしくは「姿の見えない部下に対する不信感から管理が強まり、部下の仕事の進め方にまで細かく口を出すようになりハラスメントが起こりやすくなる」なども十分に考えられるでしょう。

⑧オンライン環境でも心理的安全性を確保するために

第2章（p.29参照）で、変化の多い時代には、より心理的安全性が重要になることをお伝えしました。

組織に心理的安全性を根づかせるためには、まずその組織の上位にいる人、管理職、上司自身が素のままの自分をさらけ出すことが大切です。もし上司が保守的だったり、攻撃的だったりしたら、部下が安心して素のままの自分でいるなんて無理ですよね。

上司が部下に自然体の自分をさらけ出すとは、過去の失敗や自分の体験、ネガティブな感情、自分が大切にしている価値観などを開示して伝えていくことです。

そして、「正直な自分自身でいられると感じられ、安心して本来の自分をさらけ出せる」ということは、第4章で説明する「自己受容」している状態であることが重要です（p.99参照）。

組織の心理的安全性をはぐくむためには上司自身が自己受容していることが大切なのですが、これは決して簡単なことではありません。なぜなら、多くの人が他者に対してカッコいい自分や優秀な自分など、ポジティブな側面だけを見せたいものだからです。

管理職の人たちが、いきなり職場でありのままの自分をさらけ出すのは、ハードルが高そうです。

 まずは、職場以外のリラックスできる場所で、自己開示する練習をしたり、自分自身がカウンセリングを受けてみたりすることをおすすめします。あまり堅苦しく考えずに、インターネットなどで検索してピンとくるカウンセラーに軽い気持ちでカウンセリングを受けてみても、きっと何らかの気づきがあると思いますよ。ちなみに、私もオンラインでカウンセリングを行っています。

 案外、オンラインで知り合う仲間のほうが、役割や肩書きや立場を離れて自分自身でいられるかもしれません。

 私自身もオンラインで日本全国の仲間たちと心理学を学ぶコミュニティを運営しています。参加者からは、「ここはとても安心できる場所です」「オンラインなのに、自分の居場所だと感じられるし、仲間といっしょに学ぶことが楽しいです！」と好評です。このような私自身の経験から、たとえオンラインであっても安心・安全な場づくりをすることは可能だと断言できます。

 変化の多い時代に向き合う今の管理職やエルダーは、考えることが多くて、とても大変そうです。

 大変だと感じるときは大きく変わるチャンスでもあるのです。管理職の皆さんがリラックスした自分自身でいられるよう、ありのままの自分を受け入れて自己受容していくことは、新入社員、若手社員のケアにもつながるということを強調しておきたいと思います。

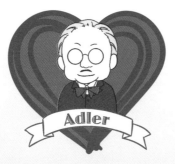

第4章

変化の多い時代に対応していくための個人の「あり方」と「やり方」

第4章では、世の中の大きな変化に対応していくために、個人の「あり方（感じ方、考え方、態度）：being」と「やり方（方法、手段）：doing」について考えていきます。

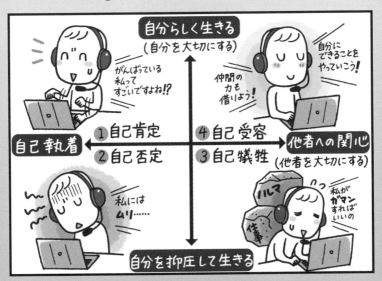

第4章のポイント

①変化の多い時代に、自分らしさや持ち味を活かして仕事をしていくためには、自己理解（自分の感情を理解すること）が大切。

②他者や身の回りの出来事に対して「これは正しい」「これは間違っている」とジャッジする競合的な心の構えである限り、問題の多い、悩み深い人生になる可能性が高まる。協力的な心の構えであれば、その時どきに淡々と自分にできることを探して行動していくので悩むことは減る。

③自分自身に対して競合的になっていると、自分で自分の勇気をくじくことにつながり、協力的構えだと、自分で自分を勇気づけることにつながる。

④私たちが人生の悩みから解放されないのは、自分自身に対して競合的になってしまい、自分と仲間になれていない、自分の中にリラックスできる居場所がないからである。

⑤他者と自分との関係（対人関係）から心の状態を分けると「自己受容」「自己肯定」「自己否定」「自己犠牲」の4パターンになる。

⑥自分の中のネガティブな感情を抑圧していると、そのうち感情が動かされなくなり、自分がどうしたいのか、好きなことや嫌いなことなどがわからなくなってしまう。

⑦人間には自己調節機能が備わっているので、自分の感情に気づき理解できるようになると、自分に合った自分らしい生き方を選択していくための第一歩となる。

1 大きな変化に対応していくために個人はどうあればよいのか？

非常事態宣言によって、数カ月間、多くの仕事が一気にテレワークになりましたが、意外と問題なくテレワークでも仕事ができると感じた個人や組織も多かったことでしょう。

オフィスでの業務の多くが在宅で問題なく行えたことには驚きました。通勤のストレスからも解放されました。

非常事態宣言後もテレワークを定着させて、オフィスの規模を縮小したり、通勤手当を削減したりして、経費の大幅な削減も目指そうとする会社も出てきましたね。

中・長期的にみて、仕事そのもの、組織のあり方、マネジメント、採用、人材育成、人事考課、雇用形態などを根本から見直す方向に進むのではないかと予想しています。

予測できない変化の多い時代にストレスなく適応するには、どのような生き方や働き方をしていけばいいのかみんないっしょに考えたいです。

高い技術や資格を身につける、独立した個人事業主として企業から業務委託契約を請け負うなんてこともありですね。

変化の多い時代に、自分らしさや持ち味を活かして仕事をしていくためには、自分にとっての仕事の意味や望んでいるライフスタイルをはっきりさせ、自分という人間を知る、つまり自己理解が大切なのは間違いないでしょう。

私は組織に属さないと不安なので、現実のままに変化を受け入れて、組織に所属しつづける選択をすると思います。

チームで協力できることも大切なので、そういう選択をする人も多いでしょうし、人生を見つめ直したいという人も少なくないでしょう。第4章では、個人レベルでの「あり方」や「やり方」について考えていきましょう。

①競合的な心の構えだと悩み深い人生になる

これまでの章で、「人間の悩みはすべて対人関係の悩みであり、私たちが人生で悩むのは勇気を失っているからだ」というアドラー心理学の考え方や対人関係に向き合う態度について説明しました。

他者や身の回りの出来事に対して「これは正しい」「これは間違っている」などとジャッジする姿勢や、「どうして自分の思うとおりにならないのだ！」と他人を変えようとする競合的なあり方だと、人生は「問題ばかり」になります。

一方、ジャッジせずに、起こったことを「それはそれ」として受け止め、その時どきに淡々と自分にできることを探して、周りの人々と協力していこうとする協力的なあり方だと、問題は「課題」に変わり、仲間と協力して乗り越えられる可能性が出てきます。

つまり、競合的な心の構えである限り、問題の多い、悩み深い人生になる可能性が高まるのです。協力的な心の構えであれば、悩むことはあまりないでしょう。

♥競合的なあり方だと人生は「問題ばかり」になる

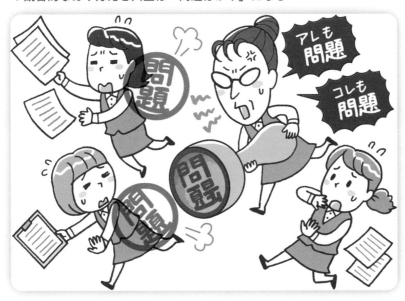

　悩んでいるときは、「決断を先延ばしにして、行動しない言い訳を探している状態」とも言えます。次の2つを繰り返し実践していけば、人生で悩むことはずいぶんと減ります。

- 小さなことでも自分にできることを選択して行動につなげる。
- 行動の結果、起こったことを淡々と受け止め、そのときにできることを行う。

②対人関係には自分との関係も含まれる

協力的な生き方をすれば、理論上は悩まない人生を送ることができそうですが、私はやっぱり悩むと思います。

多くの人がそう考えますよね。実際は私自身も含め、なかなか人生の悩みは尽きません。どうしてなのでしょうか。

　アドラー心理学における対人関係には、「他者との関係」だけでなく、「自分自身との関係」が含まれるので、**他者に対して所属感や貢献感がもてるのと同じぐらい、自分自身と仲間になって、「自分の中に自分の居場所があるな」と感じられ、「今の自分にできることに取り組めているな」と感じられる**ことも大切です。

③自分自身に対して競合的な状態

　自分自身に対して競合的になっていると、終始、自分自身を「こうあるべき」「こういう自分は OK だけれど、この部分は NG」と自分なりの評価基準でジャッジして、マイルールでがんじがらめになりかねません。このような状態では、自分と仲間になることは難しく、自分の中にどんどん自分の居場所がなくなっていきます。

　自分に対して競合的な構えであると、自分で自分の勇気（仕事上の課題や対人関係に向き合っていくためのエネルギー）をくじくことにつながり、自分の中の勇気がどんどん枯渇していきます。

Column

💗 やる気が出ないときは、自分自身で勇気をくじいている？

　やる気が出ないときや、「こうしたい！」という想いや情熱がわいてこないときは、自分に対して競合的になって、自分で自分の勇気をくじいている可能性が高いと思われます。自分で設定した理想像と現実の自分を比べて、そのギャップにばかり注目していると、「自分はまだまだ足りていない、ダメだ」と感じることになり、人生は悩みの多い苦しいものになります。

④自分自身に対して協力的な状態

　自分自身に対して協力的な構えであると、自分で自分を勇気づけることにつながり、勇気がどんどんわいてきます。

　目標を立ててがんばることもありますが、ゴールから現在の自分を引き算する減点主義で考えず、今の自分にできることを淡々とこなしていき、できたことに注目する加点主義なので、「自分はよくやっているな」と自分をねぎらうことができます。

　つまり、私たちが人生の悩みから解放されないのは、自分自身に対して競合的になってしまい、自分と仲間になれていない、自分の中にリラックスできる居場所がないからだと言えます。

 自分自身と仲良くなる方法 Column

　自分自身に対して評価やジャッジをすることなく、そのまま受け止める、**欠点やダメに思えるような部分であっても感情的にとがめることなく、今の自分にできることを探して取り組んでいこうとする態度でいる**——そうすることで自分と仲間でいることができ、自分の中にくつろげる居場所をつくっていくことができます。

⑤「やり方」より「あり方」を先に整えることが大切

　対人関係の悩みを解決するためには、「やり方（話の聴き方、自分の考えの伝え方などのコミュニケーションスキル）」を身につけることもある程度の効果はあるでしょう。しかし、変化の多い時代には、まず「あり方」を整えていくほうが大切です。

自分とも他者とも良い関係を つくっていく

　自分自身との関係をタテ軸、他者との関係をヨコ軸に対人関係を示すと図のようになります。性格分類のように、すっきりと分けられるわけではなく、「④自己受容」の状態でない人は、その時どきの状況で①〜③を行ったり来たりします。①〜③のどの状態にある時間が長いかで、「自己否定の傾向が強い人」「自己犠牲を払いがちな人」などと印象が変わります。

♥他者と自分との対人関係

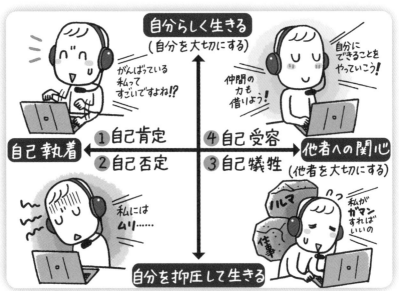

> - **ヨコ軸（他者を大切にする）**：ヨコ軸の他者との関係は、左側の「未熟な状態（自己執着の段階）」から、右側の「他者への関心をもつことができている段階」へと成熟していく。
> - **タテ軸（自分を大切にする）**：自分らしさを抑圧する生き方から、リラックスして自分らしさを発揮する生き方までのバラエティがあることを示す。

自己肯定も自己受容もどっちも良いことのように思えて、違いがよくわからないです。

自己肯定は、学歴や職位が高い、業績を上げた、資格があるなど、「○○ができる自分だから OK」と自分を肯定するために前提条件を付けている姿勢であり、自分の弱い部分を見ないのです。

ええっ！　仕事で売り上げの数字が上がったら、ぼくの自己肯定感は最大になって、とってもハッピーですけど……。

自分ががんばって出した結果に対して自己肯定感が高いのが良いことではないと言われると、納得しにくいです。

自分の一部だけを肯定している人は、前提を失えば容易に自己否定の状態に陥ります。

ぼくは営業部なので、テレワークの普及によって、「対面営業で成果を上げる」という前提を失いかけました。同じ部署で、自己肯定感が高く、対面営業でも成果を上げていた部下たちの多くが自己否定に陥ってしまいました。

皆さんの考えを整理するためにも、対人関係における4つの心の状態について、もう少し具体的に説明していきます。

①自己肯定の状態

　自己肯定の状態の人は、努力家でエネルギーにあふれ、資格や業績などでも他者から見てわかりやすい結果を出していることが多いので、一見すると精力的、魅力的に感じられます。表面的には他者と協力することもできますが、心の奥では他者は競争すべき敵であると見なしており、他者の成功や幸せを心から喜ぶことができません。

　ポジティブでがんばっている自分のみを条件付きで肯定し、ネガティブな感情や弱い面を見ないようにしています。自分の弱さを受け入れていないため、他者に助けを求めるのが苦手です。

　挫折や失敗に弱く、自分を肯定するための前提がなくなると容易に自己否定の状態に陥ります。自分自身に条件付きでOKを出しているので、他者に対しても、「がんばっているように見えるかどうか」の成果に注目してつねに評価的にジャッジしています。

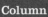

②自己否定の状態

　自己否定の状態の人は、**悲観的な思い込みが強く、他者と比べて「劣っていると感じられる部分」ばかりに注目して、できない自分を感情的にとがめています。**自分にダメ出しをして、不安、焦り、嫉妬、失望、罪悪感などを抱きやすく、精神的に引きこもりがちです。

　自分が感じていることや感情を「こんなふうに感じてはいけない」と抑圧することが自己否定のスタートです。自分の感じ方にダメ出しをしていることは無力感につながります。**感じることを抑圧しているため、本当に望んでいる人生を送りにくいでしょう。**

　自分の感じたままに天真爛漫に振る舞っているように見える他者には「自分はこんなにガマンしているのに！」と怒りや妬みを感じます。**社会で生きていくために感じることを抑えて、とりあえず目先のことをがんばるのですが、何かを成し遂げても自分の望んでいることではないので達成感がありません。**

自己否定の状態の人はうまくいかないことがあると「テレワークなんてどうせうまくいかない」などとネガティブな発言をしがち

　自己否定の状態の人は、とくに能力面に関して「優劣（できる・できない）」の視点で見て、**自分を他者と比べて「劣っていると感じられる部分」ばかりに注目します。自分はダメだという悲観的な思い込みが強いので、明るい見通しが立てられません。**テレワークの導入がスムーズに進まないようなときも、自分にできることで他者の役に立てることに取り組もうとはせず、「だからテレワークなんてうまくいかないと思ったんだ」というような**ネガティブなつぶやきをするので、周囲からも距離を置かれるようになります。**

③自己犠牲の状態

　自己犠牲の状態の人は、**自分の欲求を抑えて、いつも他者を優先して周囲に合わせることで人とつながろうとします**。一見、世話好きで親切な人に思えますが、押しつけがましい行動もみられます。他者の役に立てている自分にだけ価値があると思っているので、役に立てていないと感じるときには、自己否定へと陥っていきます。

　他者との関係をギブアンドテイクで考えており、自分の献身に対して、相手から自分が期待したとおりの感謝や反応が返ってこないと自分の中にストレスをため込んでイライラしがちです。

　他者から必要とされなくなることを恐れ、他者の頼みを断る、他者に頼ったり甘えたりする、本音を言うことが極度に苦手です。

　たとえば健康を害するようなことが起こるまで、自分を後回しにしてがんばるので、なかなか自分を大切にすることができません。

④自己受容の状態

　自己受容の状態の人は、**自分自身だけでなく、他者や起こる出来事など、あらゆることに対して「良い・悪い」「正しい・間違っている」というように解釈したりジャッジしたりしません。**

　一般的に、欠点や弱い部分だと見なされたり、ネガティブな感情（p.26、Column参照）だと見なされたりするようなことでも、「自分にはそういう部分があるんだなぁ」「自分は今、こう感じているんだなぁ」と、ただ眺めるように受け入れています。すなわち、「自己受容」とは、自分が感じていること、感情や身体の感覚などに気づいて受け入れるということです。

　無理にポジティブに、前向きであろうとすることもなく、穏やかな印象です。いつもリラックスして自分自身とつき合っているので、他者ともリラックスした関係が築けます。自分が感じていることを大切にするのと同じように、他者が感じていることも大切にします。自分自身も他者も信頼しているため、いつも楽観的で、失敗を恐れず何事にも勇気をもってチャレンジすることができます。そのため、仕事なども他者と協力しながら成功していきます。

　たとえば、人の感じ方を「あなたの立場でそんなふうに感じるべきではない」とジャッジすることや、「イヤだ」と言っている相手に「イヤでもガマンしなさい」と強要することもありません。

　他者や出来事に対して柔軟かつ寛容なので、他者を批判することなく「互いにできることや得意なことをやろうとする協力的な構え」で、自分自身や周囲の人を勇気づけます。他者とのつながりの中で生きていることを感じており、感謝や思いやりにあふれています。

自己受容できている人は変化に強く、他者と協力しながら
置かれた状況の中で自分にできることに淡々と取り組む

　自己受容できている人は、急な大きな変化に対しても、「良い・悪い」とジャッジすることなく、文句を言うことなく、無理にポジティブであろうとするのでもなく、**そのときに自分にできることにシンプルに取り組みます。**どんなに綿密に計画を練っても、ときにうまくいかないことは起こってしまうものです。そんなときに、起こった失敗やトラブルを事実として受け止めて改善することは必要ですが、失敗やミスをジャッジして感情的に責めることは建設的な対応とは言えません。誰にでも失敗することはありますし、がんばりたくてもがんばれないときもあります。どんなに努力してもできないことだってあります。
　自己受容できている人は、自分や他者の失敗や弱さやネガティブな状況をジャッジせずに、置かれた状況の中で、自分にできることを淡々とやっていきます。

 私は自己肯定と自己犠牲の状態を行ったり来たりしていると感じました。

 ぼくは、自己肯定と自己犠牲と自己受容を行ったり来たりしていると感じました。

 自己受容の状態がもっとも幸せに近く、それ以外の状態の人は、勇気がくじかれている状態です。自己受容ができている人は感情が安定しているので、変化にも強いのです。

 私も自己受容ができるようになりたいです！　どうやったら自己受容できますか？

 自己受容ができるようになるためのヒントは「感情」にあります。次に、くわしく説明していきますね。

「自己肯定感」と「ありのままの自分」をめぐって

　私が、「自己肯定」よりも「自己受容」のほうが幸せに近いとお伝えしてきたので、多くの方から「ミレイ先生が自己肯定はダメだと言っているので混乱してきました」という感想をいただきました。

　あくまでも私の考えですが、**「受容」は、ただ「自分はそう感じているんだね」とジャッジせずにフラットに眺めるイメージですが、「肯定」にはジャッジするニュアンスがあります。**とくに日本人は「今のままの自分ではダメだ」と自己否定しがちな人が多いので、私が言っている自己受容と同じ意味で自己肯定感という言葉を使っている人が大半ですが、**私は上記のような考えからこだわりをもって「自己肯定」と「自己受容」を使い分けています。**

　また、「自己受容の状態＝ありのままの自分でいい」ということについても、多くの方から「ありのままの自分でいるとは、たんにわがままなことではないのか!?」という質問をいただきます。ありのままの自分でいいというのは、「まずは自分の感じていることや感情をジャッジしないで受け入れ、自分が感じていることを大切にできるようになったら、自分のことと同じように他の人が感じていることも大切にできるようになる」**「ありのままの自分でいいと思えるようになったら、無理なく自分らしく成長していける」**という考えでお伝えしています。ですから、自己受容は、自己の状態の図（p.94）の右上「自分も他者も大切にする」に位置しているのです。

　つまり、**本書で解説している「職場で自分らしくふるまう」**とは、**「過去の失敗や自分の体験、ネガティブな感情、自分が大切にしている価値観などを正直に開示」**して、自然体の自分の想いを伝えていくことです。

3 大きな変化に対応していくために自分の感情を理解する

①感情はコントロールできるもの？

　世の中には怒りに代表されるネガティブな感情をコントロールしよう、マネジメントしようという考えがあります。

　感情をコントロールすることとは、自分の中のとくにネガティブな感情を「表に出さないように」「口に出して言わないように」「思わないように」「気づかないように」「見ないように」するというイメージをもつ人が多いのではないでしょうか。

- 怒らないように気をつける。
- 落ち込まないようにがんばる。
- ネガティブにならないように心掛ける。
- 前向きになるように自分を叱咤激励する。

②感情をコントロールすると副作用がある

　自分の中のネガティブな感情をコントロールしていると、そのうち感情が感じられなくなり、自分自身の感情（どうしたいのか、好きなことや嫌いなことなど）がわからなくなってしまいます。

私たちは社会からの要求に応じて、たとえ自分の感情がわからなくても、周りに合わせるために勉強したり、他者から評価をされるために仕事や資格取得に励んだりするという行動に走ります。

　自分の本心からの欲求ではなく、外圧をかけられて行動していると、自分でもよくわからないストレスを抱えるようになります。

　メンタル不調に陥った人の中にも、自分でも理由がよくわからないのに、なぜかやる気が出ないと感じて休業を始める人が多くいます。

　短期間であれば、自分が心から興味をもてることでなくても、「目標を設定して、他者から承認を受けるためにがんばって目標を達成する」ということが、人生には必要な時期があるかもしれません。けれども、「自分の感情から目をそらすようにして、気持ちを置き去りにして、行動レベルでただひたすらがんばる」という生き方を続けていると、次のような副作用が出てくる可能性があります。

♡表…自分の感情から目をそらして抑制していると起こる副作用

● やる気、気力、意欲が出ずに、以前のようにがんばれない。
● これまでは大きな問題もなく順調だったのに、人生に行き詰まりを感じる。
● 人生のその時どきでやるべきことをこなしてきて、周囲から評価もされているのに、自分の中に満足感がない。
● なんとなく自分の人生を生きていないような気がする。
● 勉強も仕事も全力でやってきたつもりだけれど、死ぬまで今の生活が続くのかと思うと暗い気持ちになる。
● 家族や自分にトラブルや病気などが重なる。

そうか！ 幸せになるには周囲に合わせるばかりではなく、自身のネガティブな感情を受け入れる必要があるのですね。

 確かに、「努力したけど成果が出せなかった自分」や「やる気が出なくてがんばれなかった自分」は切り捨てて、「できる自分だけ」で都合よく生きていくことは不可能ですよね。

 つまり、感情とうまくつき合うコツは、コントロールすることではなく、自身の感情に気づいて認めることです。自分の中にある正直な思いや感情に気づくことが受容であり、自分の感情を認めることが自己受容への第一歩です。

 ネガティブな感情ともうまくつき合っていけたら、リラックスして生きていけそうだし、予測できない出来事が起こったときでも、自分にできる最善のことが実践できそうです！

Keyword

レジリエンス

　レジリエンスとは、ストレス耐性、心のしなやかさ、心の自然治癒力などの意味がある用語で、人材育成分野で注目されています。**レジリエンスが高い人は、自分を勇気づけられる、自己受容ができている人だとも言えます。**

---

③感情的な人と感受性豊かな人は違うの？

　皆さんは、「感情的な人」と「感受性豊かな人」と聞いて、感じる印象は同じですか。「感情的な人」には、怒りっぽい、イライラしやすい、感情の起伏が激しいなどのネガティブなイメージ、一方、「感受性豊かな人」には、想像力が豊かだとか人の気持ちがわかるなど、ポジティブなイメージをもつ人が多いのではないでしょうか。

つまり、私たちには、「感じることが好ましい感情」と「できれば感じないほうがよい感情」など、感情にも「良い・悪い」があるという考えがベースにあります。

♡表…ポジティブな感情とネガティブな感情

ポジティブな感情	うれしい、楽しい、イキイキ、ワクワク、おもしろい、心地よい、気持ちいい、ドキドキなど
ネガティブな感情	腹が立つ、くやしい、モヤモヤする、不安、みじめ、イライラ、怖い、嫉妬、さみしい、むなしいなど

　ポジティブな感情だけ感じることができて、ネガティブな感情を感じることのない人生だったらいいなと思うかもしれませんが、感情は切り分けることのできないエネルギーです。都合よくポジティブな感情のみを感じることはできないのです。

Column

ネガティブな感情に光を当てる

　ネガティブな感情を抑えようとすると、ポジティブな感情も抑え込まれてしまって、そのうちに自分が何を感じているのか、どうしたいのかがよくわからなくなります。そうならないために私たちは、**人生を前に進める原動力となる**、瑞々しいポジティブな感情を自分のものとして感受できるように、**ネガティブな感情に光を当てることです。**

④人間には自己調節機能が備わっている

　本来、人間は、次のように自己を調節しながら生きています。自らの状態を一定に保つように、自分の外側の環境と自分の内側の状況（欲求）を調節する機能が備わっているのです。

> - 危険なものが近づいてきたら、身をかわす。
> - 疲れたら、身体を休める。
> - 他者に傷つけられたら、その人とのかかわりを回避して自分を守る。

　自分の外側の環境に気づくには、五感（視覚・聴覚・嗅覚・触覚・味覚）を働かせて「今、ここ（目の前に起こっていることに対して自分が感じていること）」の現実に気づき、適切に認識することが必要であり、**自分の内側の状況である自分の欲求に気づくには、「今、ここ」の身体の感覚や感情に気づき、適切に認識することが必要です。**

⑤自分の感情に気づく

　自分の感情を認めるには、自分の感情に気づく必要がありますが、現代人は、自分の内側の感情や感覚に気づくことが苦手です。上司との関係に悩んでいる人との面談で、「上司にそんなふうに言われて、どのように感じたのですか？」とたずねても、「上司の言うことは正論で、自分にも改善すべき点があったのです」などと自分の考えを話す人が多く、「それは考えなので、あなたが感じたことを教えていただけますか？」と再度たずねても、**「感じたことと考えの違いがわかりません」**と言われることも珍しくありません。

　次に自分の感情に気づくのに簡単で効果的な方法を紹介します。

自分の外側・内側、自分の思考に気づく練習

静かな場所にゆっくりと座ってください。「外側→内側→思考」の順にそれぞれ気づいていることを 10 個程度挙げてみてください。

- **五感を働かせて、自分の外側からの刺激に気づく**…「雨の音に気づいている」「カレーのにおいがするのに気づいている」など（※何かを食べたり飲んだりしているとき以外は、味覚は働いていないことがわかる）
- **自分の内側に意識を向けて、気持ちや感覚に気づく**…「緊張していることに気づいている」「喉がかわいていることに気づいている」「手が汗ばんでいることに気づいている」「なんとなく不安感があるのに気づいている」など
- **自分が考えていることや想像していることに気づく**…「夕ごはんは何にしようかなと考えていることに気づいている」「感情と考えの違いがよくわからないなと考えていることに気づいている」など

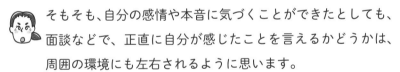

そもそも、自分の感情や本音に気づくことができたとしても、面談などで、正直に自分が感じたことを言えるかどうかは、周囲の環境にも左右されるように思います。

会社の人間関係に悩んでメンタルヘルス不調に陥っている状況で、あまり面識のない産業医や、評価を下げるかもしれない人事部の人に本音を伝えるのは、とても勇気がいりそうです。

カウンセリングで「自分の本音を人に話したのは初めてです」という人はとても多いのです。欧米と違って日本ではカウンセリングは心を病んだ人のためのものという考えが根強いですが、**かかりつけ医のような信頼できるカウンセラーがいると、自己受容のためのサポート役として心強いですよ。**

コロナうつ？

　新型コロナのあと、なんとなく気持ちが鬱々として気が晴れ
ない、眠りが浅いというような人が増え、「コロナうつ」など
という言葉が聞かれるようになりました。実際には「コロナう
つ」という病気はありません。しかし、新型コロナの影響で外
出を自粛せざるを得ない期間があったり、対面でのコミュニ
ケーションが制限されたりしたこと、テレワークが拡がり、生
活リズムが変わって運動量や日光に当たる時間が減ったりした
こと、家にいる時間が増え家族と過ごす時間が増えたことなど
の変化は、私たちの心と体にかなりの影響を及ぼしています。
非常事態宣言が解除されてからも、真面目に外出を控えている
人を中心に、「コロナうつ」のような状態が続いている人もい
ます。**新型コロナのような大きな社会的変化があった後に、な
んとなく気持ちが晴れないと感じていたら、次のような対策を
してみてください。**

①新型コロナに限らず災害のような大きな変化が起こったと
　きに、ネットやテレビなどでネガティブな情報を見すぎな
　いようにしましょう。

②私たちの心と体のバランスを整えるためには、太陽を浴び
　ることがとても大切です。朝、太陽を浴びることで夜の睡
　眠リズムがつくられ、心を安定させるホルモンであるセロ
　トニンの分泌も促されます。

③定期的な運動習慣がない人はある人よりもうつになりやす
　いことが知られていますので、できるだけ体を動かして運
　動量を保つように意識しましょう。

④今まで当たり前だと思っていた日常に感謝の気持ちをもつ
　ようにしてみましょう。

⑤物事を楽観的にとらえるように心掛けてみましょう。大変
　な状況の中でも、変化のおかげでよくなったことも少しは
　見つかるはずです。

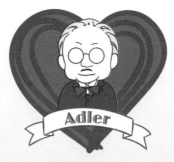

Adler

第5章

オンライン面談や1 on 1
ミーティングで役立つスキル

<ruby>ワン<rt></rt></ruby>

第5章では、1 on 1 ミーティングを中心に、オンライン面談に必要なスキルを具体的な面談の事例も交えて説明していきます。それぞれのスキルはオンラインだけでなく、対面の面談でも役に立つ内容です。

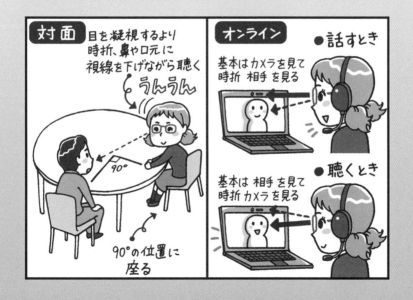

第5章のポイント

① 対面でもオンラインでも、もっとも基本的かつ重要なスキルは「傾聴」。成長支援のためには、話をよく聴いて部下を理解することが大前提。

② 傾聴は本で読むだけでは身につかない。傾聴が苦手、傾聴の意義がよくわからないという人は、自分自身が一度、プロのカウンセラーに話を聴いてもらう経験をしてみることで自分の傾聴のスキルアップにもつながる。

③ オンラインで面談するときには、映り方、身ぶり、視線の位置などをメタ認知しながら話すとよい。

④ 1 on 1 ミーティングの目的は中・長期的な部下の成長支援。1回の面談で明確な手応えや成果が感じられなくても OK !

⑤ 1 on 1 ミーティングは部下が自分の意見や感じていることを自由に話すトレーニングでもある。考えをまとめているかもしれない面談中の沈黙の時間を恐れない。

⑥ 人は経験しただけでは成長しないもの。どのような行動が成果や失敗につながったのか、どのようなときにモチベーションが上がり、充実感をもてるのかなどを理解するためにフィードバックが必要。

1 面談に必要なスキル

 1 on 1 ミーティング（以下、1 on 1）を中心に、オンライン面談に必要なスキルを説明していきます。

①ミーティングや面談でいちばん必要な基本的スキルは「傾聴」

　対面でもオンラインでも、ミーティングや面談でいちばん必要な基本的スキルは「傾聴」です。

　上司が部下の言葉の奥にある「気持ち・考え・思い」にまで想いを馳せて理解しようとする姿勢や態度を示してくれたとき、部下は心理的安全性が感じられ、「ここは安全だな。この人は仲間で、自分には居場所がある。自分には話を聴いてもらえる価値があるのだな」と感じられます。

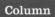
Column

 1 on 1 は、部下の話をよく聴くことからスタート！

　1 on 1 は部下が自分らしく成長していけるように支援するためのものです。そのためには、将来的なキャリアについてのイメージ（キャリアビジョン）を描けるように支援する必要があります。上司が部下をコントロールするのではなく、キャリアビジョンや部下が大切にしている価値観に配慮しながら、部下にとっての適切なタイミングで効果的な支援をしていくために、部下をよく理解することが大前提となります。

②話を促すために「あいづちを打つ」「大きくうなずく」

　対面でも相手の話を聴きながら話に合わせて「なるほど」「うんうん」「へぇ、そうなんですね」などのあいづちを打つことがあると思います。

　オンラインの場合は対面と異なり、同時に発言をしてしまうと音声が聞き取りづらくなりますから、声に出して「うんうん」と言うよりも、時折、大きくゆっくりとしたうなずきを入れることで、「あなたの話をしっかり聴いていますよ」というメッセージになります。

　さらに、「それで？」「それから？」などの言葉や、うなずきながらあいづちを組み合わせると、対面でもオンラインでも相手の話を促すのに役立ちます。

③重要なキーワードをキャッチして「伝え返す」

　伝え返しは、相手があらためて自分の気持ちや考えに気づくように促す働きがあります。対面でもオンラインでも役立ちます。

　具体的には、たんに言葉尻だけをとらえて「オウム返し」のように繰り返すのではなく、相談者の想いに共感して「話を聴いていて何度も出てくる言葉、気持ちや感情をあらわす言葉などの重要なキーワードをキャッチして相手に伝え返す」ようにするとよいでしょう。

　部下の話を聴きながら、時折「○○という解釈でいいですか？」「私は○○のように感じましたがどうですか？」というように気持ちやキーワードを伝え返してみましょう。

> **Column**
>
> 知識だけでは、本当の意味での傾聴は身につかない
>
> 　傾聴を「難しい、苦手」だと感じる人は、一度、プロのカウンセラーに話を聴いてもらう経験をしてみることをおすすめします。**本当の意味で他者に傾聴してもらうと、癒されるような感覚、安心感をもつことができ、とくにアドバイスをしてもらわなくても、じっくりと話を聴いてもらえるだけで自然に自分の中に気づきが生まれるのを感じるはずです。**
>
> 　本や研修で「傾聴は大切なんだ」と理解しても、**自分自身が経験していないことを他の人にしてあげることは不可能です。**ですから、内心「傾聴が苦手で、傾聴の重要性があまり理解できない」という人は、じっくり傾聴してもらった経験がないことが背景にあると考えられます。
>
> 　自分が話していることだけでなく、言葉の奥にある「気持ち・考え・思い」までを含めて理解しようと、自分の存在そのものを受容し、ジャッジしたり途中で言葉を挟んだり一方的にアドバイスをしたりすることなく、**じっくりと話を聴いてもらう経験は、自分自身の傾聴のスキルアップにつながりますよ。**

④テンションを上げて「身ぶり」を大きくする

　オンラインでは対面の面談とは異なり、テンション（心の熱量）が伝わりにくいので、対面のときよりも心持ち1.5倍くらい身ぶりや手ぶりを大きくするほうが伝わりやすいでしょう。

　ビデオ会議システムやモバイル端末の設定で、音量で調整することもできますが、面談の最初に「これぐらいの声で聞き取りやすいですか？」と部下に確認しておくと、「この面談を大切に思っている」という上司の想いを部下に伝えることにもつながります。

⑤様子を確認しやすい映り方「バストショット」

　机の上にスマートフォンやノートパソコンなどのモバイル端末を置いてオンラインで話す場合、相手に見えるのは上半身のみとなるのが一般的です。ふだんからオンラインカウンセリングをしている私の経験では、バストショット（胸まで画面に入っている）が「元気で背筋が伸びているのか、背中が丸まっていて元気がなさそうなのか」「肩の緊張感はどうか」など情報量が多いと感じます。

　そこで、事前に部下と映り方については確認しておくとよいでしょう。オンラインの場合は、身ぶり手ぶりが画面の枠内に全部映るように意識することも大切です。

♥姿勢から伝わる情報も参考にする

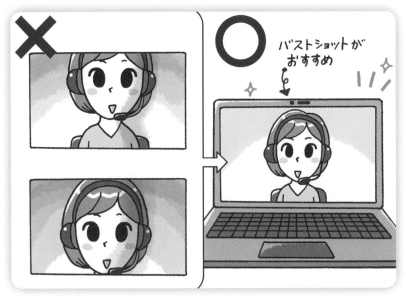

⑥「視線」の位置

オンライン面談の場合は、画面上の相手の目を見るのではなく、カメラを見て話すので、直接、視線が合うことはありません。むしろ画面上の相手を見て話すと相手には視線が下がってみえます。

自分が話すときには、カメラを見ながら、時折、画面上の相手の顔を確認して話し、相手の話を聴くときには、画面上の相手の顔を見ながら、時折、カメラを見て視線を送ると自然な感じになります。

💛対面とオンラインの視線の違い

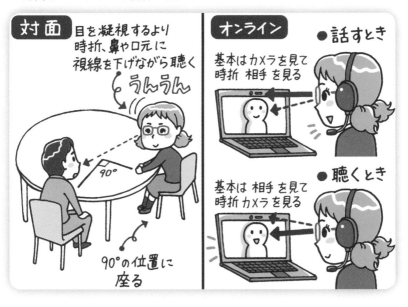

ほとんどのオンライン会議ツールは、自分がどう映っているのかを別ウィンドウで確認できますので、姿勢や身ぶり手ぶりの映り方などをときどき確認してみましょう。

メタ認知

　メタ認知とは、ジョン・H・フラベルというアメリカの心理学者が定義した概念で、メタには「高次の」という意味があり、何かをしている自分をモニタリングしている別の自分がいるようなイメージで、自分自身を客観的に認知して、言動を調整する能力のことです。**メタ認知の能力を訓練するには、自分がしゃべっている様子をふだんから意識して、「鏡の前でしゃべってみる」「自分が話している声を録音して聞いてみる」**などを試してみるとよいでしょう。

　また、ほとんどのオンラインでのビデオ会議システムには録画機能がありますから、**自分が面談している様子を録画して面談後に見直してみることをおすすめします。**最初は恥ずかしいと感じると思いますが、自分を客観視するのにとても役に立ちます。

⑦基本になる声掛けと話題選び

　1 on 1 は「いつも、メンバーを大切にしてくれて感謝しているよ」「チームの明るい雰囲気づくりに貢献してくれてありがとう」などの「ねぎらい」の声掛けで始めるのがおすすめです。

　その他には、面談の中で「今日は○○さんたちと楽しそうに会話していたね」「今日は電話のやり取りで少し困っている様子に見えたけど、大丈夫でしたか？」などのように、ふだんから観察している様子についてもコメントすると、部下は「自分のことを見てもらっている」と感じられるでしょう。

　面談のテーマはなんでもよいのですが、部下に「好きなことを話

して」と伝えても戸惑ってしまうものです。そこで慣れるまでの初めの数回はテーマを示して部下に選んでもらうとよいでしょう。

業務に関するテーマの場合は、なんとなく問題を解決しないといけないような気持ちになってしまって、具体的な結論を求めてしまいがちなので、最初は業務に関係のないテーマで、始めるのがおすすめです。

♡表…１on１ミーティングのテーマの例

● 業務における体験（成功体験、失敗体験）の振り返りや反省
● 仕事の量や質などの内容
● チームの人間関係についての悩み
● 業務の改善や改革のために考えていること
● 最近の調子やモチベーションについて点数化してみる
● 中・長期的な能力開発やキャリアへの支援、経営の方針・戦略に対する意見や疑問などの内容
● 趣味や休みの日の過ごし方やプライベートの悩み
● 上司に知っておいてほしいことや仕事で支援を希望すること

　話のテーマによっては、とくにゴールのない雑談のようになってしまって、１回１回の面談で明確な手応えや成果が感じられないかもしれません。けれども、**中・長期的にみて上司との間に心理的安全性が確立していくことや関係の質の向上、エンゲージメントが形成されることが１on１の目的ですから、１回の面談で問題を解決することが重要ではないのです。**

　面談の最後は、「今日も面談に参加してくれてありがとう。これからも協力してやっていきましょう」と締めくくるのがよいでしょう。

⑧相手にペースを合わせる

1 on 1 は、人事考課の面談などとは目的が異なりますので、話を進めるペース、話すスピード、声のトーン、声の大きさなどを意識的に相手に合わせてみましょう。

とくに、オンライン 1 on 1 の場合は、よく部下の様子を観察して相手にペースを合わせないと、「発言がかぶる」ということが頻繁に起こります。

 部下に話のペースを合わせることで、上司から大切にしてもらっていると感じられ、部下は勇気づけられます。

⑨沈黙を恐れず、とにかくじっくり話を聴く

部下の成長を支援する目的の 1 on 1 では、相手を理解するために、「上司が自分の意見や経験談、具体的なアドバイスなどを話さないで、まずは部下の話をじっくり聴く」ことが大切です。

面談中に沈黙の時間が生まれることもありますが、リラックスしやすい自宅という環境で、深く内省（自分の考えや欲求、行動を省みる）したり、自分の考えをまとめたりしているのかもしれません。

1 on 1 の中で部下が上司と対話することは、部下が自分の意見や感じていることを自由に話すトレーニングにもなります。沈黙をさえぎり発言の機会を奪うのは避けることが好ましいです。

 オンラインで、相手が黙ってしまった場合に、焦って何かを言おうとするのではなく、画面越しに相手の表情や様子を観察しながらゆっくり次の言葉を待ってみてください。

⑩話の流れを促すためにタイミングよく「質問する」

　話の流れに沿って上司がタイミングよく質問することは、話を促すことや、1 on 1の目的でもある「部下の経験学習の支援」につながります。

　ただし、部下が経験を通して学習し、汎用性のある知恵に転換していくためには、単なる事実確認や上司の興味を満たすだけの質問では意味がありません。**部下の内省を促し、気づきが生まれるような「自分の内側に意識が向かうような質問（考えを聞くとともに、自分の気持ちや感情についてたずねる）」が効果的です。**

自分の気持ちに気づいて受け入れられるようになることは自己受容につながり、レジリエンス（ストレス耐性、心のしなやかさ）を育てることにも役立ちます。

詰問や批判するような質問は NG

Column

　上司が質問をする目的は、答えを聞きだすことではなく、**質問を投げかけながら原因をいっしょに考え、部下の気づきを支援することです。**また、「話の流れとは関係のない、たんに上司が知りたい内容」や「なぜ（どうして）ですか？」というWHY型の質問は、詰問調になり、相手は問い詰められていると感じたり、批判されていると感じたりすることもあるので注意が必要です。

⑪面談後に評価した結果を伝え返す 「フィードバック」

　人は経験しただけでは成長しません。適切な行動を強化し、不適切な行動（第3章、p.67参照）に気づくためにフィードバックが必要です。

　どのような行動が成果や失敗につながったのか、どのようなときにモチベーションが上がり、充実感をもてるのかなど、部下自身が自己理解するための支援にもつながります。

　フィードバックには適切な行動を強化するためのポジティブなものと、不適切な行動に気づいてもらうためのネガティブなものがあります。注意しなければならないことは、上司の主観や好みで「適切・不適切」と決めつけずに、客観的に伝え返すことです。

　1on1の目的は、「部下の中・長期的な育成支援」なので、結果の評価だけがゴールではありません。部下が目標を達成していくために、上司は自分の立場や役割をわきに置き、客観的に「目標と実際の行動や結果とのギャップ（ずれ）を伝える」、「目標に近づくための対策をいっしょに考えて実行に移す支援をする」ことが大切です。

客観的に伝えることは大きな勇気づけとなり、部下と信頼関係を深めます。とはいえ、主観的・客観的に事実を分けて考えて伝えるには、ある程度のトレーニングが必要です。

イラストのようなケースで、自分の意見を伝えたいとき、次のように前置きしてから話すと、相手は話を聞こうという準備ができ、あなたの話を聞いてもらえる可能性が高まります。「これから聞くことはあなたの考えに過ぎないのであって、絶対の正解ではないのだな」と受け止めることができます。ただし、部下であっても、必ずしもあなたの話を聞く義務はない、ということを心得ておいてください。

- 「髪の色について、私が感じていることをお伝えしてもいいですか？」
- 「身だしなみについて、私の考えをお話ししてもいいですか？」
- 「身だしなみについての私の若い頃の経験を聞いてもらえますか？」

♥意見する人の様子 「事実」「主観」「評価」「提案」「命令」

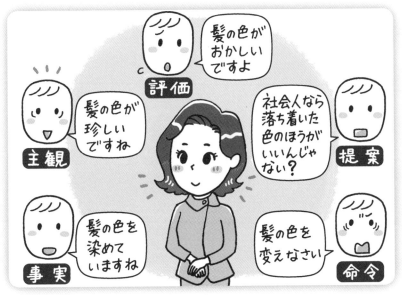

2 面談における上司のかかわり方の事例（1 on 1 ミーティングの具体例）

これから、部下の内省を促し、気づきが生まれるような上司のかかわりを具体的なエピソードで示し、それぞれの発言について解説をします。悪い NG 例もいっしょに解説していきます。

1【部下 A】　現在、取り組んでいるプロジェクトについて、なかなか順調に進まなくて困っています。

　解説　この日の 1 on 1 では、業務で困っていることについてテーマに選んだようです。

2【上司 B】　順調に進まないと感じているんだね。A さんにとって、どういう状態だったら順調に進んでいると感じるのですか？

　解説　上司はプロジェクトがほぼ予定どおりに進んでいることを知ったうえで、A さんの発言を否定せずに受け入れて共感しています。さらに「順調に進む」という抽象的な表現を具体的な言葉で言い換えられるように促しています。

2【上司 B】　そんなことないですよね。大きな問題も起こらずに順調に進んでいるじゃないですか！

　解説　A さんの発言の否定から始まっています。「困っている」という A さんの気持ちを受け止めることなく、「問題ない」と決めつけて自分の考えを押しつけています。

122

3【部下A】 すべてのステップが予定どおりに進められていて、チームのメンバー間でよく意思の疎通ができている状態。私は、プロジェクトに対してチーム全体でがんばっていこうと前向きな気持ちで取り組めている状態だと、順調に進んでいると感じます。

> **解説** Bさんの質問により、Aさんの中で漠然としていた「順調に進む」イメージが、より具体化されました。

4【上司B】 なるほど、Aさんにとってはそういうイメージなんですね。私が把握している限りでは、各段階はほとんど予定どおりで進んでいると認識しているのですが、もっと細かい業務レベルで引っ掛かっていることでもあるのかな？

> **解説** スケジュールは順調に進んでいるので、Aさんの困りごとはスケジュール以外のことだと想像して確認しています。

5【部下A】 強いて言えば、私が自分の考えで進めようとしていることに対して、チームメンバーのCさんがいちいち突っかかってくるような物言いをすることが気になっています。

> **解説** 面談開始時にはプロジェクトが順調に進まないという漠然とした訴えでしたが、Cさんとの関係に問題がありそうだということが浮かび上がってきました。

6【上司B】 言われたことで具体的なエピソードはありますか？

> **解説** 「Cさんが突っかかってくるような物言いをする」というのはAさんの主観にすぎないので、気づきを促す質問として、具体的なエピソードを聞くという手法を使っています。

6 【上司B】 たしかにCさんって、モノの言い方がたまにきつ
　　　　　　いときがありますよね。

　　解説　Cさんのモノの言い方について、Aさんの主観に同
　　　　　意してしまっています（p.79、「同意・同情・共感
　　　　　の違い」参照）。

7 【部下A】 そう言われると、突っかかってくると言うよりは、細かく
　　　　　　手順を確認してくる感じですね。そこまで細かいことを確
　　　　　　認されると、めんどうくさい人だと感じてしまいます。

　　解説　Aさんは、自分の表現が適切ではないことに気づきました。

8 【上司B】 なるほどね。Cさんのことが細かすぎてめんどうくさい人
　　　　　　だと感じてしまうときがあるんだね。Cさんに細かいこと
　　　　　　を確認されるとどんな気持ちになりますか？

　　解説　Aさんの発言を受容したうえで、気持ちを聴いています。

8 【上司B】 細かく確認してくれる人がメンバーにいると、抜け
　　　　　　漏れが減って心強いじゃないですか。

　　解説　Aさんの考えを否定して、自分の考えを押しつけて
　　　　　います。

9 【部下A】 自分にダメ出しされたような気持ちになりますね。

　　解説　Bさんの質問により、自分の気持ちに意識が向かい、言語
　　　　　化することができています。

10 【上司B】 ダメ出しされたような気持ちになるんだね。実際、Cさん
　　　　　　がAさんのことをダメ出ししていると思いますか？

　　解説　Aさんの気持ちを受容したうえで、視点を切り替えるため
　　　　　の問い掛けをしています。

124

11【部下A】 きっとそんなことはないと思います。たんに細かい人なん
だと思います。

解説 Aさんの視点が切り替わりました。

12【上司B】 そうですか。今、ここまで話してみて何か気づいたことや
感じたことはありますか？

解説 人は話しているうちに自分でしぜんと気づいていくもので
す。

13【部下A】 プロジェクトがなんとなく順調に進まないと感じていたの
は、Cさんとのかかわりが影響していたのかと気づきまし
た。Cさんとかかわると自分がダメ出しされているような
気になってるんだ……。

解説 Bさんの問い掛けにより、自分についての気づきが生まれ
ています。

14【上司B】 実際はCさんが確認してくれたことでよかったこともあり
ましたか？　それともたんに余計なことばかりでしたか？

解説 Aさんの視点が切り替わるような質問をしています。

15【部下A】 いえ、余計なことばかりではなくて、何度かミスに気づけ
たこともありました。

解説 Aさんの視点が切り替わりました。

16【上司B】 なるほど、そういうこともあったのですね。

解説 共感を示しています。

16【上司B】Cさんのおかげでミスに気づけたなら、結果的に何の問題もなくてよかったじゃないですか。

解説 Aさんの視点が切り替わったことに注目することなく、問題はないと決めつけ、自分の考えを押しつけています。

17【部下A】今までCさんに苦手意識があったのですが、自分が勝手にダメ出しされたと思いすぎていた面があったのかもしれません。

解説 Aさんは自分の考えが偏っていたのかもしれないと気づきました。

18【上司B】誰しも人からダメ出しされたくはないから、Aさんみたいに感じてしまうことはあるかもしれないね。そう感じた自分がダメということではなく、ダメ出しされているように感じていたことに気づけたことはよかったんじゃないのかと私は感じました。これからプロジェクトをどんなふうに進めていけそうですか？

解説 Aさんの気持ちや気づきを受容し、自分の考えを述べて、最後に前向きな気持ちを促す問い掛けをしています。

18【上司B】人からダメ出しされたと感じやすいAさんの受け止め方を変えたほうがいいかもしれませんね。

解説 Cさんとのやり取りにをしっかり考察してきたAさんを理解してねぎらうことなく、「人からダメ出しされたと感じやすい」と決めつけ、受け止め方を変えるように指示しています。

19【部下A】　スケジュール的には順調に進められていますので、気持ち
　　　　　　を切り替えてやっていけたらいいかなって思います。今日
　　　　　　はありがとうございました。

上司のBさんは、部下のAさんの考えを否定することなく、強引に前向きな考え方に切り替えさせようとすることなく、Aさんの視点と気持ちに変化をもたらしました。実際の面談ではこんなにうまく進むことはイメージしづらいかもしれませんが、上司と部下の間に信頼関係ができていて、上司の勇気づけのかかわりと内省と気づきを促すような質問スキルがあれば、このような展開になることも十分ありえます。

上司のかかわり方のポイント
- 部下の話を否定したりジャッジしたりせず、気持ちを受け止め、いったんはありのままに受け入れること。
- 主観的なストーリーを聞くのではなく、具体的なエピソードを聞く。
- 抽象的な言葉を具体的にイメージできるぐらいまで言い換える。
- 視点が切り替わるような問い掛けをする。

どうでしたか、具体的なエピソードを通して、イメージはつかめましたか？

他の人の面談を観察する機会がないので、自分のやり方で進めていましたが、部下とのかかわり方がイメージできました。

上司のかかわり方を変えるだけで、たくさんの気づきにつながるということがよくわかりました！

具体的なエピソードを聞くことで、視点が切り替わるということや、ついしてしまいがちな自分の考えを押し付けたり、決めつけたりするような悪い例も解説されていて勉強になりました。

相談者の気づきを促すような支援者としての上司のかかわり方が、とても具体的で参考になりました。保健指導の面談でも活用してみたいと思います。

すぐには完璧にできなくても、何度もトレーニングを重ねることで、このモデルケースのような 1 on 1 ができるようになりますよ。

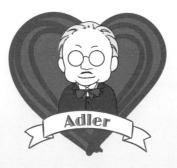

第**6**章

事例に学ぶ！
テレワークに伴うトラブル
＆ハラスメント対策

第6章では、テレワークに伴って起こりがちなトラブルやハラスメントについての対応方法を、勇気づけたっぷりにわかりやすく解説していきます。

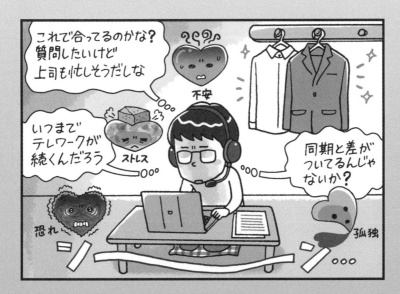

事例 **01**　　上司によるハラスメントのトラブル

部下がきちんと仕事をしているか信用できないので、もっと管理したい！

当事者 ▶ Ａ課長　50歳代女性　　支援者 ▶ 世良(せら)さとこ

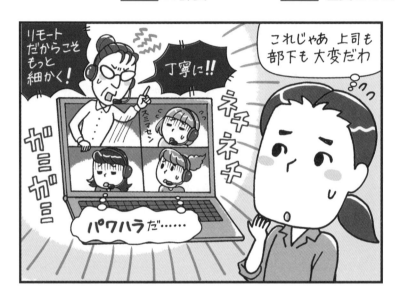

　Ａさんは、陰で「やばい上司」とささやかれている、退職者や異動希望者が多い部署の課長です。融通が利かず、部下が指示どおり動かないとがまんできない性格です。テレワークが始まってから、部下の仕事の様子が見えにくいことに不満を感じていました。

　事あるごとにテレワーク中の部下とオンライン会議を行って毎回ネチネチと話し、気に入らない部下にはひんぱんに注意のメールを送るようになりました。

　ある日、社内のモチベーションサーベイ（従業員意識調査）で、

「Ａ課長のマネジメントは度が過ぎていて、一種のパワハラだ！」という自由記載が複数あり、人事部のさとこさんがＡさんに話を聞いたところ、パワハラだと部下から思われている自覚はなく、「それぞれの部下に対して、もっと細かく丁寧に指導していきたい」と考えつつも、部下が指示どおりに動かないことにイライラしている様子でした。人事部として、今後、Ａさんにどのような指導や声掛けをすればよいでしょうか。

ミレイ先生の 勇気づけアンサー

　最近は、モチベーションサーベイ（従業員意識調査）や360°評価（多面評価）などを導入している会社が増えています。

　いわゆるパワハラ上司とよばれる人でも根っからサディスティックな人はそう多くはなく、よかれと思って、その方法しか知らずにパワハラ的な指導をしていることがほとんどです。

　注意してほしいことは、「ひどいパワハラ上司」とレッテルを貼ってしまうと、信頼関係が築けなくなり、行動変容を促す支援が難しくなるということです。

　まずは、Ａさんとの関係づくりを念頭に置いて、Ａさんの中の「それぞれの部下に対して、もっと細かく丁寧に指導していきたい」という気持ち、そして「部下が指示どおりに動かないことにイライラしている」ことに寄り添って支援してみましょう。

まず、「Aさんはチームの成果を上げるために部下の指導に力を尽くされてきたのですね」と共感の姿勢を示し、そのうえで、「部下を管理しようとすればするほど時間的コストが増えていきます。せっかく出てきた課題を、マネジメントについてもっといいやり方をみつけるチャンスにしてみませんか？　人事部でもお手伝いできますよ」と伝えてみましょう。

これでAさんが心を開いて自分の思いを話してくれれば、支援者としてできる限り傾聴し、思いに寄り添いながら対話を進められる可能性が高まり、部下とのかかわりも変わってくるはずです。しかし、筋金入りのパワハラ上司の場合、そううまくは解決しないことのほうが多いかもしれません。

また、支援する際には、「誰かを困らせる人は自分自身が困っている人（自分のことを信じていない、自分に自信がない、他の方法がわからない）」ということを覚えておきましょう。

Aさんのような管理職への伝え方には、経験や工夫が必要ですが、私なら次のような感じに伝えてみると思います。

伝え方の例

「部下をしっかり管理したいとお考えだということは、Aさん自身、こうあるべきという理想を高くもって、自分を叱咤激励し、努力してがんばってこられたのだと思うのですが、いかがですか？　違っていたらごめんなさいね。もし、そうだとしたら、Aさんご自身もしんどく感じるときがあるんじゃないか、とも感じたのですが…」

他人を管理したがる人は、自分自身にもたくさんのマイルールを課して「こうあるべき」「こうでなければならない」と自らをコントロールしているものです。

　自分や人生を制限したり、自分を突き動かしたりする考えのことをビリーフ（性格特有の考えや思い込み）と言います。Ａさんの根本には「今の自分のままではダメだ！」というビリーフが存在していて、潜在意識では常に自分を否定している可能性が高いのです。

　Ａさんに「指導方法を変えるべき」というふうに伝えてしまうと、さらにＡさんを否定するメッセージとして伝わってしまうので、**まずはＡさんに対して理解を示すことから始めてみてください。**

　さとこさんの支援でＡさんの心がゆるやかになって自分自身を勇気づけ、リラックスして生きていけるように舵を切ることができれば、きっと部下とのかかわりも変わってくるはずです。

職場でストレスを感じやすい人に多いビリーフの例

- 他者から受け入れられ、評価されなければ価値がない。
- うまくいっている自分やがんばっている自分だけに価値がある。
- 会社では、本音や自分の気持ちを言ってはいけない。
- 努力しないとダメ人間になる。ポジティブでいないといけない。
- 人に頼らずに、ひとりでがんばるしかない。迷惑を掛けてはいけない。
- 人と違ってはいけない。わがままや本音を言って、目立つと叩かれる。
- 社会は理不尽で、仕事はつらいものだ。失敗したらすべて終わりだ。
- 休むことは時間の浪費だ。時間は絶対に守るべきだ。

テレワークにおけるハラスメントの例

- 部下とのオンライン面談で、くだけた話し方や高圧的な物言いをする。
- 業務とは関係のない、背景に映り込む住環境、服装、容姿などへの度重なる言及（「薄暗い散らかった部屋だね」「化粧してないの？」など）
- ネット環境に関する文句（「通信速度の速い安定した回線への契約変更を強要する」「環境の問題等でイライラした態度をとる」など）
- 部下を疑う（「サボっていないか、必要以上に業務報告を求める」など）
- オンライン飲み会への参加の強要

 解決のヒント！

♥誰かを困らせる人は、自分自身が困っている人ととらえて支援する。

♥まず現状の相手を受け止め、共感の姿勢を示そう。

♥他人をコントロールしたがる人は、自分自身もマイルールや自分を制限するビリーフで凝り固まっているのかもしれない。

部下を厳しく管理する方法がベストでないことや、ハラスメントととらえる人がいることは理解できました。しかし、部下を丁寧に指導すること自体が悪いこととは思えないし、自分のスタイルを変えたくないという気持ちもあります。自分が若い頃に、上司にしっかりかかわってもらえなかったので、自分が上司になったときには丁寧に部下をみたいと思っていましたが、もしかするとその思いにとらわれすぎていたかもしれません。

上司と関係が悪く、テレワークでの仕事中に孤独や不安を感じる

相談者 ▶ 営業企画部の B さん　20 歳代男性　支援者 ▶ 和泉まさと
（いずみ）

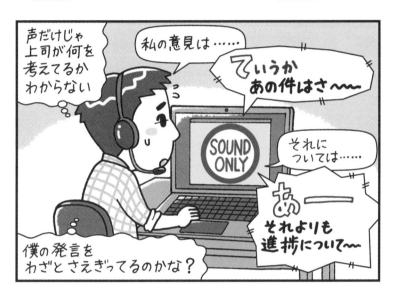

　B さんの上司の C 課長は、部下に対して無関心で、話し掛けにくく、B さんはふだんから最低限の会話しかしていませんでした。

　テレワークが始まってからは、オンライン上で B さんが発言している最中に、C 課長がさえぎって別の話をすることも何度かありました。また、オンラインで 1 対 1 のやり取りをする際に、いつも C 課長がビデオ機能をオフにしているので表情が見られず、「上司から否定されている」という思いが強くなり、さらに、他のメンバーとのやり取りでは、C 課長はビデオ機能をオフにしてい

第 **6** 章　事例に学ぶ！　テレワークに伴うトラブル＆ハラスメント対策

135

ないことがわかり、今の状況が不安になってきました。

　前に所属していた部署の先輩だったまさとさんに「会社に居場所
がないような気がしている。気持ちを切り替えて仕事に集中しよう
としても、心の中の不安や孤独がどんどん膨むばかりなので、C
課長に内緒で悩みを聞いてほしい」と相談がありました。

ミレイ先生の
勇気づけアンサー

　ひとり暮らしの若手社員が、オンライン上で話し掛けにくい上司
とコミュニケーションをとるのは大変かもしれませんね。

　テレワークの普及に伴って、オンライン上でのチームのコミュニ
ケーションを工夫している組織も増えてきましたが、**業務に必要な
内容を伝達する会話や会議だけの無機質なコミュニケーションで
は、部下との信頼関係を構築したり、チームへのエンゲージメント
（愛着心・思い入れ・絆）をはぐくんでいくことは難しいでしょう。**

　「テレワーク中に、オンライン会議がないと誰とも会話がないの
で、不安や孤独を感じる」という話はよく聞きます。

　ただし、だからこそ、定期的に1 on 1ミーティングを行うこと
が大切なのです。

　わざわざBさんが、先輩のまさとさんを頼って相談をしてくれ
たことに対して、まずは「信頼して悩みを打ち明けてくれてありが
とう」と伝えましょう。感謝を伝えることは、いちばんの勇気づけ
になります。そのうえで、私がまさとさんの立場なら、Bさんに次
のようにアドバイスをしてみると思います。

とくに男性は、自分の気持ちや希望を伝えるのが苦手という人が多いようですが、言葉で伝えないことには気持ちは伝わりませんので、「今、自分が感じていることや困っていること」をC課長に伝えていなければ、伝えることをすすめてみると思います。

　人は所属感を感じられないと勇気がくじかれます。C課長とのコミュニケーション不足のために、Bさんのモチベーションが下がってしまっているのが、何よりの証拠でもあります。

　「自分が上司にこんなことを言ったら○○が起こるかもしれない（迷惑に思うかもしれない）」などの悩みの多くが「思い込みや妄想」なのです。実際に相手に伝えてみたら、想像とは違う反応が返ってくるかもしれませんので、勇気を出して、上司に自分の状況を「アイ・メッセージ」で伝えることに挑戦してみましょう。

アイ・メッセージで、上司に気持ちを伝えてみる

　主語を「私」にして、相手の言動に対して自分が困っていると感じていることを相手に伝える形にすることを「アイ・メッセージで伝える」と言います。

●**伝え方の例**…「私はひとり暮らしなので、テレワークではさびしく感じる日があります。また、ほかのメンバーの様子がわからないと不安になることがあるので、チャットを利用したり、オンライン上で雑談時間をとったりして、何か工夫をしてもらえるとありがたいです。オンライン会議のときにC課長がビデオ機能をオフにしていると様子がわからないので、差し支えなければ、たまにお顔を見せていただけるとうれしいです」

解決のヒント！

♥自分が置かれている状況（ひとり暮らしの環境）や困っていることを
「アイ・メッセージ」で上司に伝えてみる。
♥「こんなことをしたら相手に迷惑が掛かる」という考えは思い込みに
すぎず、案外、行動してみると違う結果が得られることも多い。

上司に自分の困っている状況や気持ちを思い切って伝えるのに
は、とても勇気が必要でしたが、あのままひとりで孤独を感じて
いたら、メンタルヘルス不調になっていたかもしれません。まさ
と先輩に相談して、考えが整理できたのも、よいきっかけになり
ました。先輩がオンライン飲み会に誘ってくれたのもうれしかっ
たです。

オンライン 1 on 1 ミーティングがただの雑談タイムになってしまう

相談者 和泉まさと

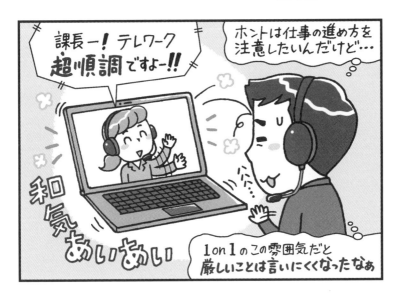

　チームメンバーのモチベーションアップのために、手探りでオンラインで 1 on 1 ミーティング（以下、1 on 1）を始めました。部下も楽しんで面談に参加し、やる気を示してくれます。

　しかし、もともとの関係がよく、飲みに行く機会も多いような部下に対して、1 on 1 で急に改まった態度をとるのもおかしい気がして、なかなかモードを切り替えることが難しいと感じます。

　目的などを頭で理解はしていても、本音の部分ではふだんの雑談や業務報告の内容との違いがわかりません。

1 on 1を中・長期的にどういうふうに進めていけば、みんなの意識が変わってくるものなのか、知りたいです。

ミレイ先生の
勇気づけアンサー

　根本的なところで部下に目的が伝わっていないと、1 on 1が雑談で終わってしまうということがよく起こります。そして、部下にうまく目的が伝えられていないとしたら、上司であるまさとさん自身も1 on 1の目的が理解できていないのかもしれません。

　単なる雑談タイムのように感じる1 on 1では、効果的な時間の使い方とは言えません。ここは一度、「1 on 1がおしゃべりで終わってしまっていて、目的を達成する方向に進んでいない気がする」とまさとさんが感じていることを部下に伝え、改めていっしょに目的を確認していく必要があります。

　また、とにかく部下の話を全力で聴いてみてください。一見すると雑談に感じられるような話の中にも仕事や成果、また部下のビリーフや、部下が大切にしている価値観などがあらわれていることに気づくかもしれません。

　慣れるまでは難しいかもしれませんが、たとえ雑談に感じられるような話の中でも何度も出てくるワード、感情をあらわす言葉、決めつけたような表現などをしっかりキャッチできれば、そこから部下の気づきを促す方向に話を展開させることもできます。

気づきを促す話題のキャッチの仕方

【部下】「○○というゲームが楽しくて好きなんです」

【上司】「○○が好きなのですね。どんなところが楽しいと感じるの？」

【部下】「時間内に最短コースを選んでクリアしなければならないというドキドキ感が好きなんです」

【上司】「そうなんですね。今のプロジェクト楽しそうに取り組んでいるように見えるけど、同じようなドキドキ感があったりしますか？」

【部下】「なるほど！　たしかに今のプロジェクトには楽しく取り組めています。ゲーム感覚なのかもしれませんね」

【上司】「今までにも順調に進んだプロジェクトは同じような感じだったのでしょうか？」

相談されやすい上司になるためのかかわり方

● 部下が話しているときは、できるだけ途中で意見を挟むのは控え、最後まで話を聴く。

● 部下と自分の意見が違っていても、いったんは受け止める。

● 上司はいきなり解決策を伝えるのではなく「どんな支援が必要ですか？」と部下に聞いてみることも大切となる。

● 部下は話を聴いてもらいたいだけのときもあるので、自分の考えを伝えるときは、「私の考えを伝えてもいいかな？」とひと言断ってから伝える。

●「何か困っていることはない？」とふだんから声掛けをしておく。

自然な流れで、雑談から部下に気づきが生まれるようにかかわることができると、1 on 1が雑談で終わるということはありません。

1 on 1 を雑談で終わらせないコツは一にも二にも「傾聴」です。

　部下自身がどんな人なのか関心をもって、部下自身が気づいていないところを発見しようというような気持ちで、雑談であってもしっかりと耳を傾けてみてください。まさとさんの問い掛けから、きっと 1 on 1 が深まっていくことでしょう。

解決のヒント！

♥ 1 on 1 が単なるおしゃべりで終わってしまうときは、部下に目的が伝わっていない可能性が高く、また上司自身も目的を理解していない可能性がある。改めて部下といっしょに目的を確認していくことが大切。

♥ 率直に「1 on 1 がうまくいっていない気がする」と自分が感じていることを伝えてみよう。

♥ 部下に関心をもって話を聴いてみると、雑談の中にも部下を知り、成長につながるヒントが詰まっている。

ふだんから仲がいい部下だとかえって 1 on 1 がうまくいかないと感じていましたが、自分の考えを伝えることが相手を否定することだと思い込んでいたことに気づきました。雑談の中にも部下の気づきや成長につなげられるヒントが詰まっているかもしれないと考えると、単なるおしゃべりと感じられるような話もしっかりと聴けるようになり傾聴力が高まった気がします。

テレワークの影響で、新入社員の休職者・退職者の増加が心配

相談者 ▶ Dさん　新入社員男性　支援者 ▶ 世良さとこ

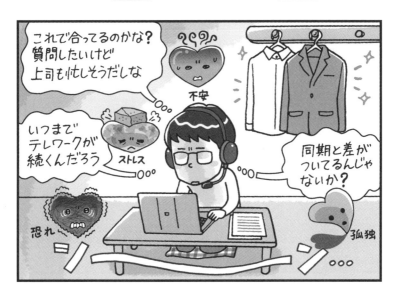

　新入社員のDさんは、新社会人としての生活に胸を躍らせていましたが、入社式や新入社員研修などのすべてがオンラインになり、歓迎会も開催されなかったので、盛り上がりに欠けるまま社会人生活が始まり、なんとなくさびしい気持ちがあります。

　自宅待機と自主学習後に、同期社員の顔と名前が一致しないままに同期がいない部署への配属が決まり、孤独感を感じています。

　上司や教育担当のエルダー（業務上の支援を行う先輩社員）はよく教えてくれますし、「わからないことはいつでも質問して」と言っ

てくれますが、オンラインだと相手の様子がわからないので質問するタイミングに悩みます。「新型コロナが大流行した年に入社した自分は運が悪い。同期がどれぐらい成長しているのか、自分だけ置いていかれていないか不安」と人事部のさとこさんに相談がありました。

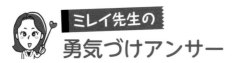

勇気づけアンサー

2020年に入社した新入社員は、新型コロナやテレワークなどの影響から大きなストレスを感じることが多く、メンタルヘルス不調に至るケースが増えています。入社式や新人研修などがオンライン化されたことで、研修でのグループワーク、討議、実技なども簡素化されたため、これまでに比べて実務的な準備にも不安を残しました。

このような状況で所属感（会社への帰属意識や同期とのつながりや仲間意識）をもてずに働いていると、不安や孤独を感じて、メンタルヘルス不調を訴えるケースが増えていきます。

仕事の中でオンラインの占める割合が増えたとしても、私たちが幸せを感じながら組織で生産性を上げていくためには、心理的安全性や所属感、貢献感が重要であることに変わりありません。

オフィスワークで同じ空間で過ごすことで、「意識しなくてもなんとなく行われていたコミュニケーション」は、テレワークでは通用しません。このような状況で、部下が所属感や貢献感をもてるように意識的にかかわっていくためには、管理職の想いや考えを言語化して伝えるための、ある程度のトレーニングが必要です。

オフィスワークで意識せずに行われていたコミュニケーション

- 朝、出勤時に挨拶する。
- デスクが近い人たちとのたわいのない雑談
- 化粧室、給湯室、エレベーターの中などで顔を合わせたときの短い会話
- 会議室などに移動するときに、いっしょに歩きながら交わす短い会話
- 会議やチームミーティングなどのときの目配せや笑顔
- いろんな場面での、ガッツポーズ、手を振るなどのジェスチャー
- 電話の取り次ぎ、コピー取り、物を渡すときなどの感謝やねぎらいの言葉
- 「ポン」と肩に軽く触れるなどの励ましや元気づけの働きかけ。

テレワークやオンラインでは、次のような工夫が必要です。

テレワークやオンラインでの教育の工夫

- テレワーク中心の働き方だからこそ、コミュニケーションを大切にしたい、と言葉にして伝える。
- オンライン1on1ミーティング（以下、1on1）のスキルやマネジメントのあり方を身につける。
- オンライン1on1などを利用して、顔を合わせる時間を確保し、面談では部下の話をよく聴き、性格や適性を理解することを心掛ける。
- メールやチャットでも構わないので、ふだんから感謝の言葉を伝える。
- 機会を見つけて「チームの仲間を大切に思っている」と言葉で伝える。
- 悩みや疑問は、テレワーク中でもいつでも相談に乗ることを伝えておく。
- 出社した日には対面でコミュニケーションをとる機会を意識して確保する。

さらに、テレワークによって、物理的距離が生まれる環境下では、教育担当である上司やエルダーのコミュニケーション力がこれまで以上に問われてきます。新人の頃は、上司になかなか声が掛けられないものなので、「何時から何分間は質問時間」と対応する時間を決めたほうが、部下のストレスは少ないかもしれません。

　定期的な1 on 1でわからないことや悩みがないかを確認するのもよいでしょう。部下の希望も聞きながら、できるだけお互いにとってストレスの少ないやり方を模索していきましょう。

Column

新入社員を勇気づけるツール「ウエルカムブック」

　所属感をもつには、前提として、ともに働く仲間の名前と顔を覚える必要があります。テレワークで全員が出社して顔を合わす機会が少ないときにはとくに、ウエルカムブック（チームごとの社員の集合写真に、メンバーの名前、個々の業務の内容、新入社員に向けた励ましのメッセージをつけて、電子データや冊子にしたもの）などを作成するとよいでしょう。

解決のヒント！

♥1 on 1を導入し、顔を合わせる時間を確保する。面談では部下の話をよく聴き、性格や適性を理解することを心掛ける。

♥オフィスワークであればなんとなく伝わっていたことをも、テレワークでははっきり意識的に言語化して伝える必要がある。

♥新人からの質問への対応は、自分が確実にできる時間を明確に設定して部下に提示するほうが、部下のストレスは減る。

新入社員へのかかわり方を工夫するように、チームにお願いした
ところ、上司やエルダーにとってもテレワークでの仕事は初めて
の経験だったので、オンライン上でのかかわり方に戸惑いを感じ
ていたと打ち明けられました。その後、Dさんの意見も聞きなが
ら、いろいろな対応を考えてくれました。テレワークの日にオン
ラインで顔を見ながら挨拶を交わす「おはようタイム」を設定し
たり、オンラインでのランチ会を開催したりしてくれるようにな
りました。会社全体で新入社員を対象に1 on 1を導入すること
も決まりました。

楽観的態度

Keyword

　テレワークに適応するには、楽観的であることがとても大切
です。楽観主義は、英語では「Optimism」です。「Opt」とい
う接頭語は、選択を意味する「Option」に通じると言われてい
ます。つまり、楽観主義とは数ある選択肢の中からよいもの、
未来につながるもの、解決につながるものを探そうとする能動
的なあり方なのです。テレワークを、次のように楽観的にとら
えてみましょう。

「異例続きの年に新社会人になったことは後輩への話のネタ
　にできるな」

「この大変な時期を乗り越えたら、今後も大抵のことは乗り
　越えられそうだ」

「変化に柔軟な姿勢で、テレワークに対応してくれる会社に
　入れてよかった」

「長期的に考えて、ダイバーシティ（多様な人材の積極的活用）
　の観点から、育児や介護などに対応できるように、テレワー
　クを始められてよかった」

「非常時のリスクマネジメントのためにも準備することがで
　きてよかった」

「新しい制度として、優秀な人材を獲得できるチャンスが拡
　がってよかった」

事例 **05** ┃ メンタルヘルスのトラブル

テレワーク不可の業種に劣等感を抱いて、テレワークの人がずるいと感じる

相談者 ▶ **工場勤務の E さん** 　30 歳代女性　支援者 ▶ 花咲ゆい
<small>はなさき</small>

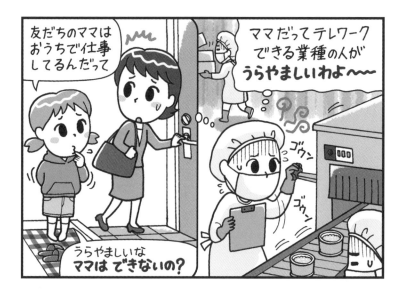

　世の中のテレワーク化が進むにつれて、テレワークが不可能な工場勤務の従業員たちのモチベーションが下がってきました。マネージャーの E さんも、小学生の娘に「友だちのママが家で仕事をしているのがうらやましい。ママも家でお仕事できないの？」と言われ、自身の仕事に対して劣等感を抱いてしまいました。

　E さんはマネージャーとして周囲の従業員を励まさなければと思いつつも、本音では「テレワークの人は、通勤時間や会社での雑務から解放されてずるい！　子どものそばにいられてうらやましい！」

と感じてしまう自分自身に落ち込んでしまいました。

　Eさんから、メンタルヘルス推進担当者のゆいさんに、苦しい胸の内を打ち明けられるとともに、モチベーションが下がっている従業員にどうかかわっていけばよいのかといった相談がありました。

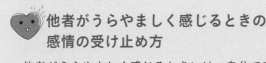

ミレイ先生の
勇気づけアンサー

　ほかの人の状況がよく見えて、うらやましく感じてしまうときには、**感情と思考の両面からのアプローチを行うことが効果的です。**

💗 他者がうらやましく感じるときの
　感情の受け止め方　　　　　　　　　　　　　Column

　他者がうらやましく感じるときには、自分で自分の感情を受け止めてみましょう。
　「テレワークができる人をうらやましいと感じているんだね」
　「娘にも申しわけない気持ちになってしまっているんだね」
　「そういう気持ちになることもあるよね」
　このときに大切なことは、「こんなふうに感じてしまってはだめだ」と自分の感情をジャッジしたり、「マネージャーだから前向きに考えなければ」と自分の感情を抑え込んだりして、無理にポジティブに考えないことです。

　自分の感情を抑え込んでしまうと、その感情は「未完了」となり、不完全燃焼のまま自分の中でくすぶり続けます。**自分の感情に気づき、表出することで、その感情は完了させることができます。**
　支援としては、「私はテレワークができる人をうらやましいと感

じている」「娘に申しわけない、情けない気持ちになっている」と
Dさんに口に出して言ってもらう方法があります。これらの行為は、
ネガティブな感情を自分の外に出すことに意味があり、ほかの人に
伝えなくてもよいので、Dさんに自分の正直な想いを誰もいない
ところで、「口に出して言ってみることやノートに書いてみること」
をすすめてみてください。感情を外に出すと、不思議としぜんに前
向きな気持ちになれることに気づくと思います。

> **Column**
>
> 💙 **感情の恒常性（ホメオスタシス）と未完了の感情**
>
> 　私たちの体にホメオスタシスが備わっているように、感情に
> もホメオスタシスが存在します。感情に気づかないようにした
> り、抑圧したりするなどして、そのまま放置すると、「未完了
> の感情」となり、時と場所、相手を変えて、同じような感情を
> 繰り返し味わうことになり、繰り返し登場する感情が私たちを
> 苦しめます。どんな感情であっても、自分にとって意味がある
> から生まれてくるのです。必要があって生まれてきた感情を十
> 分に受け止め、しっかりと味わうことでその感情を完了するこ
> とができ、その後、必要以上に同じ感情が生まれてくることは
> なくなります（p.26、Column 参照）。

　次に思考からのアプローチです。工場勤務とテレワークの働き方
のメリットとデメリットを書き出して比較してみると、客観的な良
い面が見えてくるかもしれません。そして、「すべてを自分で解決
しなければ」と思い込まずに、上司に相談してみれば、考えが整理
され、自分では思いつかない良い気づきが生まれるかもしれません。

解決のヒント！

♥ まずは自分の感情を受け止め、声に出して言ってみる。

♥ 工場勤務とテレワークのメリットとデメリットを書き出す。

♥ 全部を自分ひとりで解決しようとしないで、上司に相談してみる。

上司に相談したところ、ねぎらいの言葉とともに「すぐに問題を改善することは難しいが、非常事態などに出勤する従業員には危険手当などの配慮が必要だと思っている。また、工場でテレワーク可能な業務がないか今後の課題として検討してみる」と話してくれたので、気持ちが少し軽くなりました。また、自分の本心を受け止め、仕事の良い面にも気づいたことで、娘に自分の仕事に対する想いを伝えることができました。

Column

テレワークはずるい!?
雑用も積もれば山となる

　新型コロナ後も週に2〜3日程度のテレワークが推奨されている会社が増えました。出社している人に、テレワーク中の人がちょっとした雑用を頼むことや、電話の取り次ぎ（電話を取る→連絡先と用件を聞いていったん電話を切る→用件をまとめて、担当者にメールで伝える）などの以前はなかった予定外の雑務が増えたという声も聞きます。

　もちろん時間に余裕があるときは引き受ければいいでしょうが、雑用全部を引き受ける必要はありません。テレワーク中の人からの雑用の依頼は、「急ぎでないものは断ってもよい選択肢がある」のです。

メンタルヘルス不調者や心配事を抱えている従業員のテレワーク中の様子が心配

相談者 ▶ 管理職　支援者 ▶ 世良さとこ

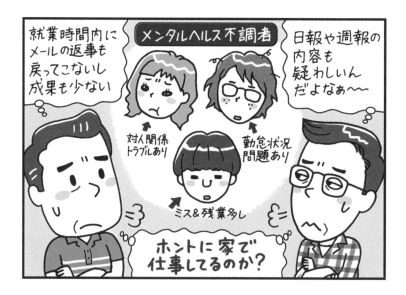

就業時間内に
メールの返事も
戻ってこないし
成果も少ない

メンタルヘルス不調者

日報や週報の
内容も
疑わしいん
だよなぁ～

対人関係
トラブルあり

勤怠状況
問題あり

ミス&残業多し

ホントに家で
仕事してるのか？

　複数の管理職から人事部へ、メンタルヘルス不調を抱えている従業員らのテレワークでの働き方についての相談が増えてきました。

　もともと「勤怠状況や身だしなみが気になる」「ミスや残業が増えてきた」「職場内で対人関係のトラブルを抱えている」などの問題を抱えている従業員は、テレワークにおいても「就業時間内にメールの返事が戻ってこない」「明らかに成果（実務量）が少ない」など、実際に就業しているのかが疑わしく、気掛かりです。

　また、ふだんから細かく確認や相談をしながら業務を進める必要

のあった従業員が、頻繁にほかのメンバーに確認のためのメールなどを送ってくることで、業務に支障をきたすという相談も増えてきました。メンタルヘルス不調や不安を抱えている従業員への声掛けや支援として、気をつけておくことがあれば教えてほしいです。

ミレイ先生の
勇気づけアンサー

　テレワーク中は、他人の目がなく、ネットサーフィンなどの誘惑も多いので、メンタルヘルスに問題を抱えている従業員の場合は、こまめに様子を観察したり声掛けをしたりすることができないのが心配ですね。

　テレワークだからといって特別な支援は必要ありませんが、気掛かりな従業員には、コミュニケーションの手段や頻度をどうするか、本人と直接、話し合って決めていけばよいでしょう。

> **テレワーク中に決めておくコミュニケーションの手段や頻度**
> - **手段**：メール、チャット、LINE のどれを使うのかなど。
> - **手段**：時間を決めておくのか、常時、チャットシステムをオンにしてオフィスワークと同様に必要に応じて話し掛けるようにするのかなど。

　そして、一度決めたやり方を固定するのではなく、1 on 1 の機会なども利用して、適宜、コミュニケーションの方法を見直す機会をつくると、上司も部下も安心感がもてるでしょう。コミュニケーションを増やすヒントは、第 2 章（p.51、表）を参考にしてください。

解決のヒント!

♥テレワークであってもコミュニケーションの基本は同じなので、どうしたいのかを部下本人に直接聞いてみる。

♥部署やチームのメンバーで、コミュニケーションの方法を話し合う。

テレワーク中のコミュニケーションについて、管理職の皆さんに話し合ってもらったところ、「特別に考えすぎていたかもしれません」とのことでした。それぞれの部署のメンバーと話し合ったところ、スムーズにコミュニケーションを増やすことができたそうです。その結果、オフィスワークにおける対面でのコミュニケーションも活発になったそうです。

事例 **07** 発達障害が疑わしい人のトラブル

丁寧に指導しても、都合よく物事をとらえて失敗や問題行動を繰り返す人のフォローに疲れてきた

当事者〉 総務部の F さん　30歳代男性　相談者〉 花咲ゆい（はなさき）

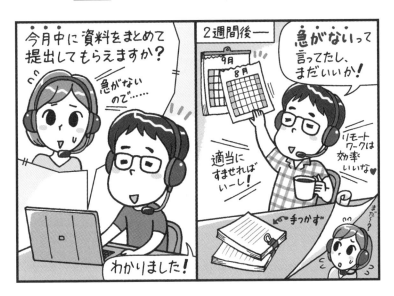

　総務部の F さんは、いつのまにか自分に都合のよい解釈で物事をとらえて、同じようなミスを繰り返すため、入社して10年以上たつのに、まだ一人前の仕事がまかせられない状況です。穏やかな性格で、人当たりがよく、指導も素直に聞き入れてくれますが、書面や言葉で何度も丁寧に説明しても、状況は改善されません。

　オフィスワークでは、周囲のメンバーが手伝ってなんとか業務をまわしてきましたが、テレワークでは日中の様子を観察できないため、以前にもましてマイルールでの解釈が目立ってきました。悪気

第 **6** 章　事例に学ぶ！　テレワークに伴うトラブル＆ハラスメント対策

155

や失敗の意識がないFさんの態度にも周囲がイライラしてきました。

　このような、自己流の方法や考えを変えられない「指導が困難な人」へのテレワークでのフォローの仕方を教えてください。

 ミレイ先生の
勇気づけアンサー

　長期にわたって丁寧な指導を行っても、自分に都合よく物事を解釈して、自己流の方法や仕事の進め方、ペースなどを変えられないという状況だと、周囲は「もしかすると発達障害かも？」と考えるかもしれません。近年、私のところにも、「自分の部下が発達障害ではないかと疑っている。産業医に対応してもらいたい」という相談が増えましたが、このような場合、**会社としての対応の方向を決めるためには、「事例性と疾病性」**という概念が参考になります。

事例性と疾病性　　　　　　　　　　　　　　　　　　Keyword

　　事例性と疾病性は、産業保健の分野で使われる言葉で、**病気・症状・治療の有無にかかわらず、組織から求められるレベルの業務遂行能力があるかどうかが、就業上の支援を必要とするか否かの判断をするのに重要になります。**

- **事例性**：急な欠勤や遅刻早退が多いなど勤怠状況に乱れがある、仕事のミスが増えた、明らかにパフォーマンスが低下しているなど、業務上、支障が出て周囲が困っている状況にあること。
- **疾病性**：寝つきが悪い、食欲がない、身体のどこかが痛いなど、健康面での不調があったり、疾病に基づく症状があったりすること。

発達障害を疑って、専門医を受診させようとする上司は多いものです。しかし、本人に生きづらさや困っているという実感がない場合は、いきなり受診をすすめるよりも、まずは産業医への相談をすすめましょう。

　休業や部署異動など職場で特別な配慮が必要な際には、専門医の診断が必要となるでしょうが、事例性があるならば診断の有無にかかわらず、就業上必要な支援はたいして変わらないわけです。

　実際、専門医を受診しても発達障害とはっきり診断がつくのは半数程度と言われていて、専門医への受診を検討することは「この人は発達障害だ」とレッテルを貼るためではなく、適切な支援をするためだと理解しておいてください。

人当たりがよく素直な態度と、実際の行動が一致しない人

　Ｆさんのようなタイプは、もしかすると成長の過程で、周囲から十分な理解を得られない不本意な経験を繰り返したことで、勇気がくじかれているのかもしれません。周囲の人から、**「問題があると思われて傷つくことから心を守る目的」**のために、**無意識に人当たりの良い、素直で従順な態度をとっているのかもしれません。**このような場合は、１ on １を通して、相手のこだわり、考え方のクセ、得意・苦手なこと、嫌なことなどを理解したり、できないことに対して自分から他者に協力や支援を依頼すること、会社のルールを守ることなどの大切さを伝えたりして、内省する機会をつくりましょう。

ここでは、診断の有無にかかわらず、次の表のような特性をもつ人を理解し、支援するために必要なことを解説していきます。

♡表…困りごとと対応

困りごと	対　応
直感的に必要な情報を読み取ることや聴覚情報を正確にとらえることが苦手	「昨日のあれ」のような抽象的な表現や暗黙の了解が理解できない。話を聞きながら要点をメモにまとめたり、速い会話を聞き取ったりするのが苦手。 ⇒雑多な情報（態度、表情、状況、文脈など）から必要な手がかりを直感的にとらえることが苦手なので、指示はより具体的（p.159、伝わりやすい具体的な指示の出し方を参照）に行い、口頭説明とともに書面やメールなども併用する。 ⇒突然、用件を伝えるのは避け、落ち着いているときに「今いいですか」とひと声掛けてから伝える。
複数の業務を同時進行で処理することや臨機応変な対応が苦手	全体の状況をとらえて複数の情報を同時に処理することが苦手。自身の考えばかりを優先して、周囲の意見を取り入れて、考えを修正することや、周囲の合意を得ながら手順を踏むことが苦手。 ⇒複数の業務を同時に頼むと指示を忘れたり、ミスが起こりやすくなったりするので、業務は1～2個ずつ進められるように、指示のタイミングを工夫する。 ⇒一度決めた内容でも、周囲の人の考えを取り入れて内容を修正したり、状況に応じて途中で変更が必要になったりする可能性があることを丁寧に伝える。 ⇒納期は、余裕をもって早めの日程を伝え、数日前から念押し確認のメールを送るなどの工夫をする。

> **伝わりやすい具体的な指示の出し方**
> 　指示はあいまいで抽象的な表現は避け、具体的に伝える。
> - 「退勤時にデスクの上はちゃんと片づけてください」
>   ⇒「退勤時にデスクの上に置くものは電話とペン立てだけにしてください」
> - 「そういう言い方はしないほうがいいですよ」
>   ⇒「新しい髪型は似合わないと言われたら傷つくので言ってはいけません」
> - 「書類はできるだけ早く提出してください」
>   ⇒「書類は○月○日の 15 時までに提出してください」

　そして、本人はがんばっていたとしても、「周囲のメンバーが期待するような標準的なレベル」でがんばれないこともあるのです。また、どんなに努力しても職務が遂行できないのなら、性格が悪いのでも怠けているのでもなく、たんにその職務への適性がないのかもしれません。

　ですから、このようなケースで周囲の人がイライラ感をもつことが少なくなる心構えとしては、かりに発達障害であってもなくても、周りからどう見えようとも、その人なりにがんばっているのだと信頼してみるということです。

　私なら次のことを確認しながら、対応や考えを提案します。

> - **本人に困り感がある**：受診をすすめ、専門医の診断をもとに、職場で可能な支援をする。
> - **本人に困り感がない**：上司を通じて通常の業務指導を行い、改善されないときは、経過をみて人事考課の評価を下げる。評価が下がったことで本人に困り感が生まれたら、そのタイミングで困り感がある場合の対応を行う。

第
6
章

事例に学ぶ！　テレワークに伴うトラブル＆ハラスメント対策

そして、本事例のようなケースは、次のことが問題になります。

①**自己評価と会社からの評価にギャップがあり、会社からの評価が低い**：指導と評価（場合によっては降格や減給も検討）を継続的に続け、もしもそのプロセスの中で診断がついたら、その診断に基づいて担当業務を整理し、パフォーマンスが出せる仕事を担当してもらって支援するのがよい。

②**周囲のメンバーが不満に感じている。「あの人はお給料に見合った仕事をしていない」と周囲のメンバーの不満が高まる**：とくに大企業の場合は、②のような思いを抱いているメンバーは少なからず存在すると思われます。①の対応をしっかりと行っていないことから周囲の不満が生まれていることが考えられるので、まずは①の対応を十分に行うことが大切です。

「どんな人に対しても、現状を直視するように促し、今の自分にできることで仲間に貢献できることを仲間としていっしょに探すことで支援する」のもまた勇気づけなのです。

部下が困ったときにヘルプを出せるような関係性をつくり、その人なりに成長していけるように信じて見守りながら、必要に応じて支援することが上司や組織の役割だと心得てください。

事例のFさんは、本人にあまり困り感がないので、もしかすると「パフォーマンスに合わせて下げるべきところは評価を下げる」ということも必要になるのかもしれません。まずは指導を積み重ね、適切に評価をしていくことが必要でしょう。

成果を出さないメンバーを腹立たしく感じていたとしても、自身の業務に著しく支障がなければ、「多種多様な人がいるってことが

会社に所属する醍醐味だね！」ぐらいに寛容であることをおすすめ
します。
　大人の発達障害に対する支援について書かれた本などを読んでみ
ることもおすすめです。明確な伝え方などのコツなどが紹介されて
いるので、対人スキルの向上にも非常に役に立ちます。

解決のヒント！

♥何度指導しても改善がみられない場合は、発達障害などの特性が存在
　している可能性も。ただし、診断がついてもつかなくても職場で支
　援をすることには変わりないので、発達障害だと決めつけることは
　解決につながらない。
♥事例性と疾病性という考え方を知っておくと、「病気だから」と振り
　回されることが減る。
♥本人に困り感があるかどうかが対応の分かれ道。適切な指導と評価を
　することが大切。

Ｆさんの自分に都合よく物事をとらえてミスを繰り返して悪びれ
ない様子にイライラしていましたが、わがままで周囲に迷惑を掛
けているわけではなく、「コミュニケーションそのものが苦手」
であることに気づけたことで、気持ちが落ち着きました。Ｆさん
自身の意見も聞きながら、部署全体で、業務内容やスケジュール
の伝え方などを考えてみます。

客先に出向かないオンラインの営業に慣れず、モチベーションが保てない

相談者▶営業部のGさん　30歳代男性　支援者▶和泉まさと（いずみ）

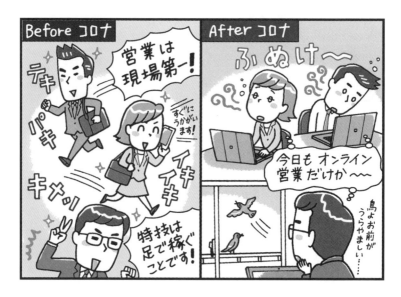

新型コロナの影響で、営業部門が直接、客先に出向かないオンラインでの営業が推奨されるようになってきました。

まさとさんの部署のGさんは、積極的に客先に足を運んで営業数字を上げてきたタイプで、対面で場の空気を読んだり、相手のニーズや気持ちをくみ取ったりすることにやりがいを感じていました。

客先からもオンラインの面会希望が増えるに従って、「仕事のモチベーションが下がって、前向きにがんばれない」「営業成績も下がりそうで不安だ」という悩みを課長のまさとさんに訴えてきました。

環境の変化による気持ちの切り替え方や、周囲へのスタッフのモチベーションを上げるにはどうすればよいのか教えてほしいです。

ミレイ先生の 勇気づけアンサー

　営業や研修などのオンライン化は、会場費、移動時間、交通費、宿泊費などの経費削減効果が絶大なので、新型コロナの対応が落ち着いた後も継続する企業が増えることが予想されます。

　誰でも、社会環境の変化への適応が難しく感じるときがあります。しかし、それらの環境変化に対して、「変化に巻き込まれた」と受け身にとらえてしまうと、モチベーションは下がります。

　仕事で新しい環境に適応するためには、「転職した」というくらいの意識をもつことをおすすめします。私たちは仕事を変えるという選択肢がある中で、今の仕事を続けるという選択を自分で決めているのです。新しい環境の中でやってみようと「自分で決めた」という意識をもつことで主体性が生まれ、モチベーションは上がりやすくなるということを部下に話してみるのもいいかもしれません。

 自分で決めて取り組むことが 内発的動機づけをはぐくむ　**Column**

　やる気を引き出すには、外発的と内発的の動機づけがあります。外発的動機づけは、昇進や賞与など外的誘因で動機づけることです。一方、内発的動機づけは、自分の内側からわいてくるものです。内発的動機づけを高める3つの欲求には自己決定性、有能性、対人関係性があります。「自分で決めて取り組んでいる」という意識をもつことが内発的動機づけをはぐくむことにつながります。

今まで対面での営業スタイルを大切にしてきた部下を十分にねぎらったうえで、新たな仕事のスタイルについて考えてみましょう。

 部署のみんなで新しい仕事の
スタイルを考えてみる

　対面とオンラインの営業スタイルについて、部署のみんなで比較することで、今までメリットだと思っていたことが実はそうでもなかったり、デメリットだと思い込んでいたことから新たなヒントが見つかったりするかもしれません。**スムーズに環境に適応できているメンバーからコツを紹介してもらったり、オンラインに対する心理的ハードルを下げるために、「オンラインセミナーに参加してみる」「オンライン営業を受けてみる」などの経験をすることもおすすめです。**

　根本的な部分での事業やサービスの意義は、どういう営業スタイルであっても変わりません。変化をチャンスに変えていくために、Ｇさんが自分の仕事の意義を再発見できるように、まさとさんが1 on 1などを通して支援をしていけるといいですね。

 解決のヒント！

♥環境の変化を「転職した」ととらえてみる。
♥まずは今までの仕事をがんばってきた部下をねぎらおう。
♥自分自身がいろんな機会でオンラインに慣れてみる。

　Ｇさんは必要以上にオンラインに対して心理的抵抗を感じていたことに気づいたようです。Ｇさんが自分の仕事の意義を再確認できるように支援できたことは、自分自身の学びにもなりました。

事例09　テレワーク中の家族でのトラブル

夫婦ともにテレワークの際に家事や育児の分担が不公平でイライラする

相談者 世良さとこ（夫婦共働きで小学生と未就学の子どもあり）

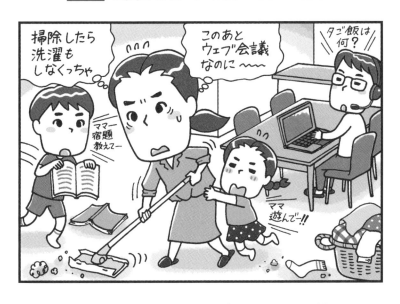

　共働きで、夫婦ともにテレワークで仕事をする日が増えてきました。気がつけば食事の支度から、子どもの勉強や育児まで、明らかに私が多く負担している状態です。分担を夫と話し合うと、数日間は態度を改めてくれるものの、子どもがすぐに私を頼ってくることもあり、気がつけば自分にばかり負担が掛かってきます。

　仕事の開始・終了時間など、臨機応変に対応してくれる会社には感謝していますが、テレワークでも1日の労働時間は出社しているときと同じなのに、保育園もテレワークだとふだんより早く迎え

第6章　事例に学ぶ！　テレワークに伴うトラブル＆ハラスメント対策

に行かないといけない雰囲気ですし、私の仕事に協力的でない家族に対してイライラすることが増えました。

　テレワークを導入した会社では、子どもをもつ女性従業員から似たような話をいくつも聞きました。いずれにしても家族での対話は必要でしょう。

怒りの感情をよく観察してみる Keyword

　怒りやイライラの感情を観察してみると、「さびしさ、落胆、不安、心配、悲しみ」などが根底にあることがほとんどです。心理学ではこれらの感情を一次感情とよびます。一次感情はイライラや怒りとして表現されることが多く、怒りの感情は二次感情とよばれます。夫に対する怒りの根底には「家族を大切に思ってくれていない気がしてがっかりする」「私の仕事を尊重してもらえていない気がしてさびしい」などの感情が潜んでいるのかもしれません。まずは、**あなた自身が自分の一次感情に気づき、「今はこんなふうに感じているんだね」と感情を十分に味わって、そのうえで夫には、怒りではなく自分の一次感情を「アイ・メッセージ」で伝えてみてください。**

　注意してほしいことは、話し合いのゴールは、さとこさんがやりたいように夫に合わせてもらうことではありません。家庭内の環境に関して、「居心地がいいと感じるレベル」「これぐらいまではがまんできるというレベル」は夫婦で異なっているものです。

エネルギーが必要ですが、繰り返し対話を通して、「お互いに居心地のよい環境や、子どもへのかかわり具合は、こんな感じだよね」というイメージを擦り合わせるための努力が必要です。

 夫担当の家事や育児には手を出さない Column

気がつけば妻の負担ばかりが多くなっているという問題は、**実は夫が原因ではなく、妻が夫の担当にまで手を出しすぎている可能性が高いのです。**妻が代わりにやってしまうと、夫は「やらなくてもいいんだ」と考えてしまいがちです。**何事も経験を積まなければ上手にはなれません。夫の手際が悪くみえても、手出しや口出しをせずにがまんが必要なときもあります。**

子どもにも協力を求めてみてください。子どもの力を借りることは、子どもの所属感と貢献感をはぐくむことにもつながります。「なんでも自分でやらなければ、完璧な親でなければ」という思い込みがあると苦しいものです。思うようにいかない日は「ま、いっか。人間だものね」とつぶやいてみましょう。完璧なママよりも、笑顔でゴキゲンなママでいられるほうが家族の幸せにもつながります。

 「ユー・メッセージ」で伝えると 相手を怒らせる Column

自分の考えを伝えるときに「あなたは○○だよね」と相手を主語にして伝えることを「ユー・メッセージ」と言います。**あなたを主語にすると「あなたはいい・悪い」と裁く競合的なメッセージ**になりがちで、相手を怒らせたり、相手の勇気をくじくことにつながります。

♡表…「ユー・メッセージ」と「アイ・メッセージ」の伝え方の違い

ユー・メッセージ	アイ・メッセージ
●テレワークで私ばっかり大変なので、ちょっと話し合いたいんだけど	●テレワーク中の家族の過ごし方について、みんなで話し合えるとうれしいな。
●夕方からオンライン会議があるので夕食はお願い！ それと、これから会議の時間は静かにしていて！	●夕方からオンライン会議があるので、悪いけど夕食をつくってもらってもいいかな。それと、会議中にいつも協力してくれてありがとう。また、これから会議なので、悪いけど静かにしてもらえると助かるな。
●○○ちゃん、お部屋片づけて！	●○○ちゃんがお部屋を片付けてくれると、ママは掃除がしやすくなって助かるので、おもちゃを片付けてもらってもいいかな。
●時間がないから、ご飯は手抜きメニューだけど、文句言わずに食べてね！	●仕事が立て込んでたから夕飯は手抜きメニューだったけど、食べてくれてうれしいよ。
●家事も育児も私ばかりで大変！	●仕事の締め切りが厳しいので、今日は子どもの課題をみてもらえないかな。
●私の仕事はたいしたことないって思ってるの！	●私の仕事を大切に思ってくれると、がんばるエネルギーがわいてくる気がするよ。
●手伝ってくれるのはいいんだけど、食器洗った後のキッチンまわりが水浸し。ちゃんと拭いてよ！	●いつも食器を洗ってくれて助かってるよ。ありがとう。水滴を拭くタオル、ここに置いておくね。

168

> **Column**
>
> 互いに明確にイメージできるような
> 伝え方の工夫
>
> 　家族の家事分担や部下と1 on 1で「目標を一致させる」と
> きに注意してほしいことは、「○○しないようにする」という
> ような否定形を使わないということです。たとえば、「白くな
> い犬を想像してください」と言うと、人によっては黒い犬を、
> 別の人は茶色の犬を想像するということが起こり得ます。つま
> り、**否定形を使うと互いに共通したイメージをもちにくいので、
> 揉めごとの原因になるのです**。互いに明確なイメージができる
> ぐらいに細かく擦り合わせることで、「言った」「言わない」の
> ようにすれ違いが起こるのを減らすことができます。

解決のヒント！

♥自分のイライラをよく観察して、イライラの底にある一次感情を十分
　に味わう。
♥家がどういう状況であれば心地いいと感じるのか、具体的にイメージ
　できるまで家族と対話して、完璧主義を手放す。

> 家にいるなら家事もしっかりやらなければという思いから、夫が
> 担当している家事にまで自分から手や口を出していることに気づ
> きました。一方的に私のやり方に家族が合わせるのではなく、夫
> と対話をしながら、家族がごきげんでいられる居心地のいい環境
> をつくっていけばいいと思えるようになりました。子どもの勉強
> についても、上の子に私の状況について対等な目線で伝えた結果、
> 以前よりは主体的に勉強をするようになった気がします。

第6章　事例に学ぶ！　テレワークに伴うトラブル&ハラスメント対策

事例 **10** ｜ テレワーク中の家族でのトラブル

独身で実家暮らし。テレワークに理解のない同居家族の無神経な発言にイライラする

相談者 ▶ 花咲ゆい（はなさき）　（50 歳代後半の両親と同居）

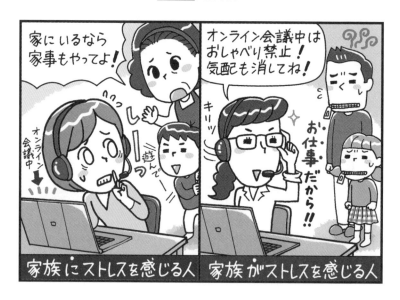

家族にストレスを感じる人　家族がストレスを感じる人

　ゆいさんの会社では、積極的にテレワークをする方針が決まり、週に 3 日のテレワークが義務づけられました。片道 1 時間半の通勤のストレスから解放されて、時間に余裕はできましたが、1 日中、家族と家にいることで、別のストレスが増えてきました。

　とくに専業主婦の母親が、近所に住む保育園児の甥っ子を積極的に家に連れてきて、私に子守りを手伝わせようとしたり、日中の家事を分担させようとしたりして、何かにつけて仕事を中断させてきます。また、オンライン会議の様子を近くで立ち聞きしていて、小

耳に挟んだことを根掘り葉掘り聞き出して、父親に報告しています。何度やめるように伝えても、言うことを聞いてくれません。

　オンライン会議中は静かにしてもらうなど、家族にも協力してもらっている同僚から、「テレワークが快適すぎて、むしろ出社する日が苦痛になってきた」という話を聞いて、ますます落ち込んでしまいました。テレワークで、家で仕事をする際に、家族とうまくやっていく方法を教えてください。

ミレイ先生の
勇気づけアンサー

　テレワークで、「同居している親ともめることが増えて、仕事と家庭の両方から受けるストレスで疲れてしまった」というケースはよくある話です。配偶者とのもめごと以上に、とくに親世代は高齢であることなどから、対応が面倒に感じるという相談も増えています。

Column

テレワークの概念を理解することが難しい世代

　私自身も、実家に帰省したときにパソコンで作業をしていても、母は気にせずに話し掛けてくるのでなかなか仕事がはかどらないという経験をしたことがあります。**体を動かさないでパソコンに向かっている姿は、親世代には仕事をしているようには見えないのかもしれません。もしかすると、テレワークという概念を理解することじたい、難しい世代なのかもしれませんね。**

親とはいえ、理解してもらうためには対話が必要です。お母さんは、娘であるゆいさんの仕事のことが、とても気になるのでしょう。頻繁に声を掛けることで、ゆいさんとのかかわりを求めている面もあるでしょう。また、**お母さんは、これまで専業主婦として、日中、家にひとりで過ごしていたので、ゆいさんが家にいることが増えて、お母さん自身もストレスを感じていることと思います。**

「私の仕事に理解がない！」と反発するよりも、まずは「お母さんも私のことが気になるのだな。悪気があって言っているのではないのだろうな」と、お母さんの想いを受け止めてみましょう。

自分の気持ちや会社のルールを伝える

- **伝え方の例**：家族の想いを受け止めたうえで、次のようなことを伝えてから、自分の仕事や会社のルールについてご両親に、もう少し具体的に説明してみてはいかがでしょうか。

  ①まずは「自分の仕事のことで家族に負担を掛けてしまって申し訳ない」という気持ち。

  ②私のことを気に掛けてくれているのはわかるけれども、一方的に言われるのは私の仕事を理解してくれていないような気がしてつらく感じる。

  ③甥っ子を預かるのなら、オンライン会議の時間など、仕事の都合を確認してからにしてほしい。

  ④家で仕事をしていても守秘義務があるので、仕事に関する内容は家族といえども話せない。

  ⑤通勤時間が減ったぶん、家事も積極的に分担するなどして、家族の負担を減らす努力をするので、家事の分担について話し合いたい。

「仕事をしているときは、ほうっておいてもらえると助かる」などと具体的に希望を伝えてみてもいいかもしれませんね。

　これをきっかけに、ひとり暮らしを始めてみるという選択もあるかもしれませんが、家族にもめごとが起こるのはお互いを理解しあえるチャンスでもあるので、一度、ご両親としっかり話してみてはいかがでしょうか。

解決のヒント!

♥知らないことは理解できないもの。テレワークについて、一度しっかり両親に説明してみる。

♥母親が声を掛けてくるのは、自分への関心ゆえと受け止めてみる。

♥場合によっては、ひとり暮らしも検討してみてもいいかもしれない。

最初は、両親に「家で仕事をするから」としか説明していなかったので、両親にはパソコンの前に座っている姿が仕事をしているようには見えなかったようです。テレワークをきっかけに、私のふだんの仕事の内容や会社のルールについて具体的に両親に説明することができました。全部を理解してくれたかはわかりませんが、私が家事の手伝いもするようになったことで、母が歩み寄ろうとしてくれているのは伝わってきます。でも、やっぱり親の目を気にしながら、テレワークをするのは気疲れするので、これをきっかけに新たな気持ちで、ひとり暮らしをすることにしました。

事例 **11** テレワーク中の家族でのトラブル

コロナ離婚の危機！ テレワークで夫がずっと家にいて、毎日イライラする

当事者 ▶ 専業主婦のHさん　30歳代女性　相談者 ▶ 天野すなお

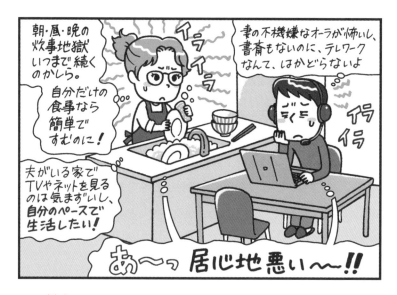

　私（天野すなお）の姉Hの悩みです。姉は専業主婦で、小学生の子どもとIT系企業勤務の夫の3人暮らしです。姉の夫の会社では、全社的にテレワークで働く方針が決まり、無期限在宅勤務となったことから、頻繁に私のところに電話がかかってくるようになりました。

　内容は、「夫がずっと家にいたら、家事の合間にテレビやネットを楽しんだり、のんびり寝ころんで読書をしたり、ママ友とランチを食べにいったりする生活が送れず、気が休まらない。子どもが学

174

校から帰ってきても、にぎやかに会話すると夫が不機嫌になる。とはいえ、逃げ場のない空間でケンカはしたくないし、狭い家に住んでいる家族にとってテレワークなんてデメリットばかりで、コロナ離婚を考えない日はない。ママ友に愚痴をこぼすと『だったらこの機会にパートに出たら？』と言われ、専業主婦である自分が否定されているような気持ちになりモヤモヤする」という愚痴です。

姉夫婦は、どちらも穏やかな性格で、もともと仲の良い夫婦でした。どういうアドバイスをしたら、姉夫婦はもとの穏やかで平和な生活を取り戻せるでしょうか。

 ミレイ先生の
勇気づけアンサー

テレワークが拡がったことは家族にとっても大きな変化ですよね。とくに狭い住宅でのテレワークでは、家族それぞれがパーソナルスペース（心理的な縄張り）を思うように確保できないことから、フラストレーションがたまるのも無理はありません。

夫は家にいるのに「自分は仕事があるから」と家のことには一切協力しようとせず、三度の食事プラス、ときには間食なども用意しなければならなくなった、負担が増えてストレスがたまるなんていう話はよく聞きます。

社会的にも女性の社会進出が推奨されるような雰囲気があり、働く世代ではどの年代でも、専業主婦より仕事をしている女性のほうが多くなりました。また、専業主婦を選択する場合でも、子どもが生まれたばかりで産休中・育休中、夫が転勤族、家族の介護や看病

があるなど、「なんらかの理由があって働けない」というケースが多く、Hさんのように「とくに働けない理由はない」のに専業主婦を選択しているという女性は以前に比べて少数派になってきました。

ママ友の言葉に反応してモヤモヤするところをみると、もしかするとHさん自身も、「以前から仕事をしていない専業主婦である自分」に引け目を感じていたのかもしれません。

一方、夫との関係でHさんがイライラするのは、「夫は、妻が専業主婦を選択することに理解を示してくれていたはずなのに、無期限在宅勤務という環境の変化によって、あまり専業主婦である自分を尊重してくれなくなった」と感じているからかもしれません。

仕事や働き方を決めるときに、個人の考えや家庭の状況によってさまざまな選択が生まれるのは当たり前で、「絶対にこうしなければならない」という正解はありません。

社会の雰囲気や周りの意見などをまったく気にしないということは難しいかもしれませんが、自分の人生をどう生きるかは自分で決めていいのです。Hさんが自分の意思で家族と相談して仕事をしないという選択をしているのなら、自分の感じ方や考え方を否定することなく目の前の生活を大切にすることが自己受容につながります。

あえて言葉にしなくても家庭がうまく回っていた間は大きな問題は表面化していなかったとしても、もしもHさんが現状にモヤモヤやイライラを感じているのだとすれば、居心地悪い生活が続くことになりますので、テレワークで家庭をどのように運営していくのか、家族が話し合うチャンスだと考えてみてはいかがでしょうか？

現状について自分が感じていること、困っていることをまずは夫に伝えてみましょう。

次に、家族で話し合っておくとよいルールの例を示します。

テレワークで話し合ったほうがよい 3大ルール

- **仕事をする場所**…仕事している人がいちばん優先されるべきという考えに縛られ、家族に対して「うるさい！ 静かにして！」と注意を繰り返すと家庭内の空気はギクシャクしてしまいます。**書斎が確保できない場合も、妻や子どもが行動するダイニングやリビングで作業する時間はできるだけ減らし、寝室などに仕事のスペースをつくったり、子ども部屋を借りたりすることを検討してもいいかもしれません。**就業場所に関する会社のルールがあるかもしれませんが、たまには図書館やカフェやレンタルスペースなどを利用して気分転換をすることもおすすめです。掃除機をかける時間や宅急便などの訪問時にどうするかも話し合っておくとよいでしょう。
- **炊事の担当**…週に何度かは外食やデリバリーを利用する、中食（買ってきたものを家で食べる）を活用できるといいですね。たまには夫が自分で作る日があってもいいでしょう。また、いつも食事を用意してくれる妻にはぜひ感謝とねぎらいの言葉を掛けてあげてください。
- **家以外の居場所**…どんなに仲の良い家族でも、これまで日中はひとりで自由に過ごしていたとしたら、終始、家族の誰かがうちにいるという状況は窮屈に感じるかもしれません。各家庭の考え方や子どもの年齢にもよるでしょうが、この機会に妻が仕事を始めることや何か趣味の活動を始めることなどを考えてもいいかもしれません。

自分が感じたり考えたりしていることは言葉にしないと伝わりませんので、一度、夫に自分が感じていることを話してみましょう。

　一方、夫のほうも家族の協力が得られるように妻の気持ちを理解することが必要です。「仕事だから優先されて当たり前」と考えるのではなく、家族にねぎらいと感謝の気持ちをしっかり言葉にして伝えることで、家族からの協力が得やすくなりますよ。

 解決のヒント!

♥テレワークで環境が変化したことは家族で話し合うチャンスと考えてみる。

♥専業主婦を選択している自分に引け目を感じることはない。自分の感じ方や考え方を否定することなく目の前の生活を大切にすることが自己受容につながる。

♥仕事だからといって優先されるのが当たり前ではない。家族に感謝の意を伝えることで協力が得られやすくなる。

 姉は自分で決めて専業主婦を選択していることを改めて確認したようです。状況が変われば、また自分で決めて仕事を始めるという選択をすると言っていました。まずは夫婦で家庭内のルールをとり決めたことで、イライラの原因が減って以前ほどギスギスした雰囲気はなくなったそうです。これからも、しっかり傾聴して、姉を勇気づけていきたいと思います。

♡引用・参考文献一覧

1) 上谷実礼「ミレイ先生のアドラー流"勇気づけ"保健指導：アドラー心理学で面談技法のスキルが身につく！」メディカ出版、2017年

2) 上谷実礼「ナースのためのアドラー流勇気づけ医療コミュニケーション：メンタルヘルスの専門家・ミレイ先生が人間関係の悩みを解決！」メディカ出版、2019年

3) 上谷実礼「ミレイ先生のアドラー流勇気づけメンタルヘルスサポート：産業保健スタッフの悩みを解決！ / 20の事例＆イラストでかかわり方がわかる」メディカ出版、2020年

4) 上谷実礼「見えない不安やストレスに打ち勝つ！ ミレイ先生のアドラー流 看護管理者のための勇気づけメンタルヘルスサポート」ナーシングビジネス、14（9）、2020年

5) 上谷実礼「ミレイ先生の勇気づけメンタルヘルスサポート イラスト＆対応事例で学ぶテレワークに役立つ心の整え方」産業保健と看護、12（4）、2020年

6) 野田俊作「Passage 1.3」アドラーギルド、2005年

7) アドラーギルド編「アドラー心理学基礎講座応用編テキスト」2015年

8) 本間浩輔「ヤフーの1 on 1—部下を成長させるコミュニケーションの技法」ダイヤモンド社、2017年

9) 松丘啓司「1 on 1 マネジメント」ファーストプレス、2018年

10) 小倉 広「任せるリーダーが実践している 1 on 1の技術」日本経済新聞出版、2019年

11) A, Mehrabian. Silent Messages. Wadsworth Pub. Co, 1971.

12) 加藤隆行「『会社行きたくない』と泣いていた僕が無敵になった理由：人間関係のカギは、自己肯定感にあった」小学館、2019年

13) 加藤隆行『「また怒ってしまった」と悔いてきた僕が無敵になった理由：ネガティブな感情は自分の味方だった』小学館、2020 年

14) エドワード・L・デシ「人を伸ばす力―内発と自律のすすめ」桜井茂男訳、新曜社、1999 年

15) 東山紘久『プロカウンセラーの聞く技術』創元社、2000 年

16) 古宮 昇『プロカウンセラーが教えるはじめての傾聴術』ナツメ社、2012 年

17) 河合隼雄「カウンセリングの実際：〈心理療法〉コレクション Ⅱ」岩波書店、2009 年

18) 池見陽編著「傾聴・心理臨床学アップデートとフォーカシング：感じる・話す・聴くの基本」ナカニシヤ出版、2016 年

19) 日本ゲシュタルト療法学会研修委員会編「ゲシュタルト療法テキスト新版」日本ゲシュタルト療法学会、2018 年

20) 百武正嗣「気づきのセラピー：はじめてのゲシュタルト療法」春秋社、2009 年

21) ステファン・W・ポージェス「ポリヴェーガル理論入門：心身に変革を起こす『安全』と『絆』」花丘ちぐさ訳、春秋社、2018 年

22) 津田真人「『ポリヴェーガル理論』を読む：からだ・こころ・社会」星和書店、2019 年

23) 日本ゲシュタルト療法学会研修委員会編「ゲシュタルト療法テキスト新版」日本ゲシュタルト療法学会、2018 年

24) 備瀬哲弘監修「ちゃんと知りたい 大人の発達障害がわかる本【増補改訂版】」洋泉社、2013 年

25) 對馬陽一郎「ちょっとしたことでうまくいく発達障害の人が上手に働くための本」翔泳社、2017 年

♡おわりに

　最後までお読みいただき、ありがとうございます。

　新型コロナウイルス感染症（以下、新型コロナ）をきっかけにテレワークを始めた会社が多いでしょうが、以前から働き方改革やダイバーシティ（多様な人材の積極的活用）の観点からテレワークの必要性は指摘されていました。

　実際にテレワークを体験してみたことで享受するメリットの大きさを実感し、今後もテレワークを継続する、もしくは新しく導入する会社は増える一方だろうと予想されます。

　新型コロナ以降、テレワークに関するセミナーが開催されたり、マニュアル本などがたくさん世に出回ったりしていますが、テレワーク導入をはじめとする変化の多い時代に、「組織、マネジメント、そして個人が『あり方』をどう整えるか」ということについて真っ正面から論じたものは少ないのではないでしょうか。

　これからの時代に、他者からの評価や承認に依存せずに、自分らしく持ち味を活かしながらリラックスして力を発揮していくためには、自己理解と自己受容が不可欠です。

　自分がどういう人間なのかを理解し、ありのままの自分を受け入れることができれば、大きな強みになり、自分を信じられるようになります。

　自分を信じることができるようになれば、他者のことを信じることもできるようになります。たとえテレワークで物理的な距離ができたとしても、離れて働く部下や仲間を信じることができればチームとしての生産性も上がるでしょう。

本書で紹介した、さまざまな「あり方」を通して、働く人たち全員が、「今、仲間といっしょにできることはなんだろう」という態度で、他者の失敗や弱さやネガティブな状況をジャッジせずに、常に自分で考えて実践していけるような心理的安全性の高い組織を築く手助けになれば幸いです。

　本書の内容は、**2020 年 11 月末より公開予定の WEB セミナーでも学ぶことができます。**興味のある方は p.184 の案内をご覧ください（WEB セミナーは、予告なく、変更、休止もしくは中止する場合があります）。こちらも併せてご覧いただけると、より本書の理解が深まると思います。

　本書を終えるにあたり、次の方々に心から感謝申し上げます。

　私を信じて支えてくれるヒューマンハピネス株式会社のメンバーたち、ともにメンタルヘルス不調者の支援やテレワーク制度の構築に携わっている人事労務担当の皆さん、私を産業保健の世界に導いてくださった恩師である千葉大学名誉教授の能川浩二先生、アドラー心理学を伝えるために日々奮闘されている諸先輩方、アドラー心理学をはじめとする心の学びの仲間たち。そして、これまでに私を頼って面談やカウンセリングにお越しくださった相談者の皆さんとのかかわりがなければ、この本が誕生することはありませんでした。

　約半年前に 3 冊目『ミレイ先生のアドラー流勇気づけメンタル

ヘルスサポート』を刊行した直後に、すぐに 4 冊目である本書の執筆に入ったことで家族には負担を掛けました。夫と子どもたちには感謝しかありません。

　執筆当初は思うように原稿がまとまらず、周囲をこれまででいちばんやきもきさせたことだろうと思います。1 冊目からお世話になっているメディカ出版編集局の西岡和江さんの "勇気づけ" なしにはこの本は完成しませんでした。イラストレーターの岡澤香寿美さんにも前著から引き続きお世話になりました。わかりやすくかわいらしいイラストに癒されます。ありがとうございました。

　そして、最後までお読みいただきましたあなたに心から感謝いたします。本当にありがとうございました。

2020 年 9 月

上谷 実礼

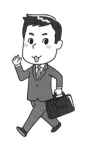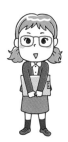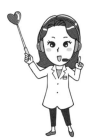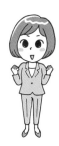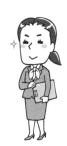

索　引

さ　行

著者紹介

上谷 実礼（うえたに みれい）

2000 年　千葉大学医学部医学科卒業

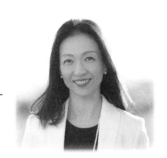

ヒューマンハピネス株式会社代表
アドラー心理学講師・心理カウンセラー
千葉大学大学院医学研究院非常勤講師
（元千葉大学大学院医学研究院講師）

【資格・所属学会等】
- 医学博士、産業医・労働衛生コンサルタント
- 日本産業衛生学会、日本アドラー心理学会、日本ゲシュタルト
  療法学会

　医師として臨床現場で働く中で、生活習慣病の患者が多いことを目の
当たりにし、予防医学の大切さを痛感。母校である千葉大学大学院医学
研究院の研究室（環境労働衛生学）に戻り、働く世代の健康をテーマに
社会医学の研究と教育に携わる。そこでめぐり会った産業医という仕事
のおもしろさに魅了されていく。

　また、研究室在籍中の2007年に、著作を通してアルフレッド・アドラー
と運命的な出会いを経験する。「自分の人生は自分で決められる」「人生

が複雑なのではなく、自分が人生を複雑にしているのだ。人生はいたってシンプルなものだ」というアドラー心理学の思想に自分自身の人生が勇気づけられる。当初は自分自身の幸せのために学んでいたアドラー心理学だったが、アドラー心理学を学び、そして実践することは心の養生になると確信し、産業保健活動での知見を活かしてアドラー心理学講師として活動するようになる。

　社会で働く世代が幸せを感じられるように、自分を大切にして自分らしく生きられるように支援することは日本社会への貢献にもつながると考え、多くの企業の産業医として幅広く活動する一方で、メンタルヘルスやコミュニケーションの専門家として企業や対人援助職向けの研修・講演、協力的な職場をつくっていくためのコンサルティング、個人セッションなどを行っている。

　現在はアドラー心理学だけでなく、ゲシュタルト療法やその他の心理学・心理療法も取り入れ、勉強会「自分らしく生きるレッスン」を主宰し、100%の自分自身を生きる人がひとりでも増えるように草の根的な活動も行っている。

　プライベートでは、男の子ふたりの母として勇気づけの子育てを実践し、子どもたちは明るく健やかに成長している。

●著者関連の Web サイト

ヒューマンハピネス株式会社の Web サイト（上谷実礼先生が開催する勉強会、個人セッションの案内など）…https://www.humanhappiness.co.jp/
公式メルマガ「自分らしく生きるレッスン」…https://resast.jp/subscribe/128228

ミレイ先生のアドラー流勇気づけ
テレワーク・在宅勤務トラブルサポート
－産業保健スタッフ・ビジネスパーソンの悩みを解決！

2020年11月1日発行　第1版第1刷

著　者	上谷 実礼
発行者	長谷川 素美
発行所	株式会社メディカ出版
	〒532-8588
	大阪市淀川区宮原3−4−30
	ニッセイ新大阪ビル16F
	https://www.medica.co.jp/
編集担当	西岡和江
編集協力	小川美津子
装　幀	市川 竜
イラスト	岡澤香寿美／彩
印刷・製本	株式会社NPCコーポレーション

ISBN978-4-8404-7268-5　　　Printed and bound in Japan

当社出版物に関する各種お問い合わせ先（受付時間：平日9：00〜17：00）
●編集内容については、編集局 06-6398-5048
●ご注文・不良品（乱丁・落丁）については、お客様センター 0120-276-591
●付属のCD-ROM、DVD、ダウンロードの動作不具合などについては、
　　　　　　　　　　　　　　　デジタル助っ人サービス 0120-276-592